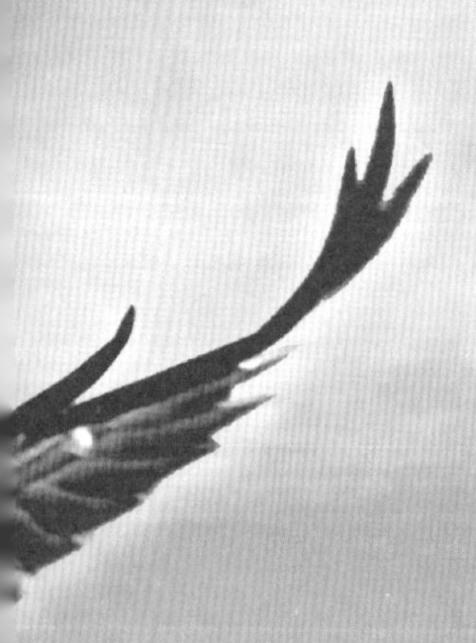

大展好書　好書大展

品嘗好書　冠群可期

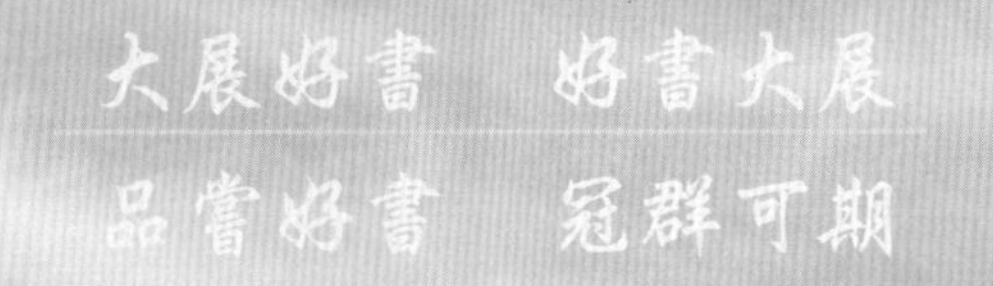
大展好書 好書大展
品嘗好書 冠群可期

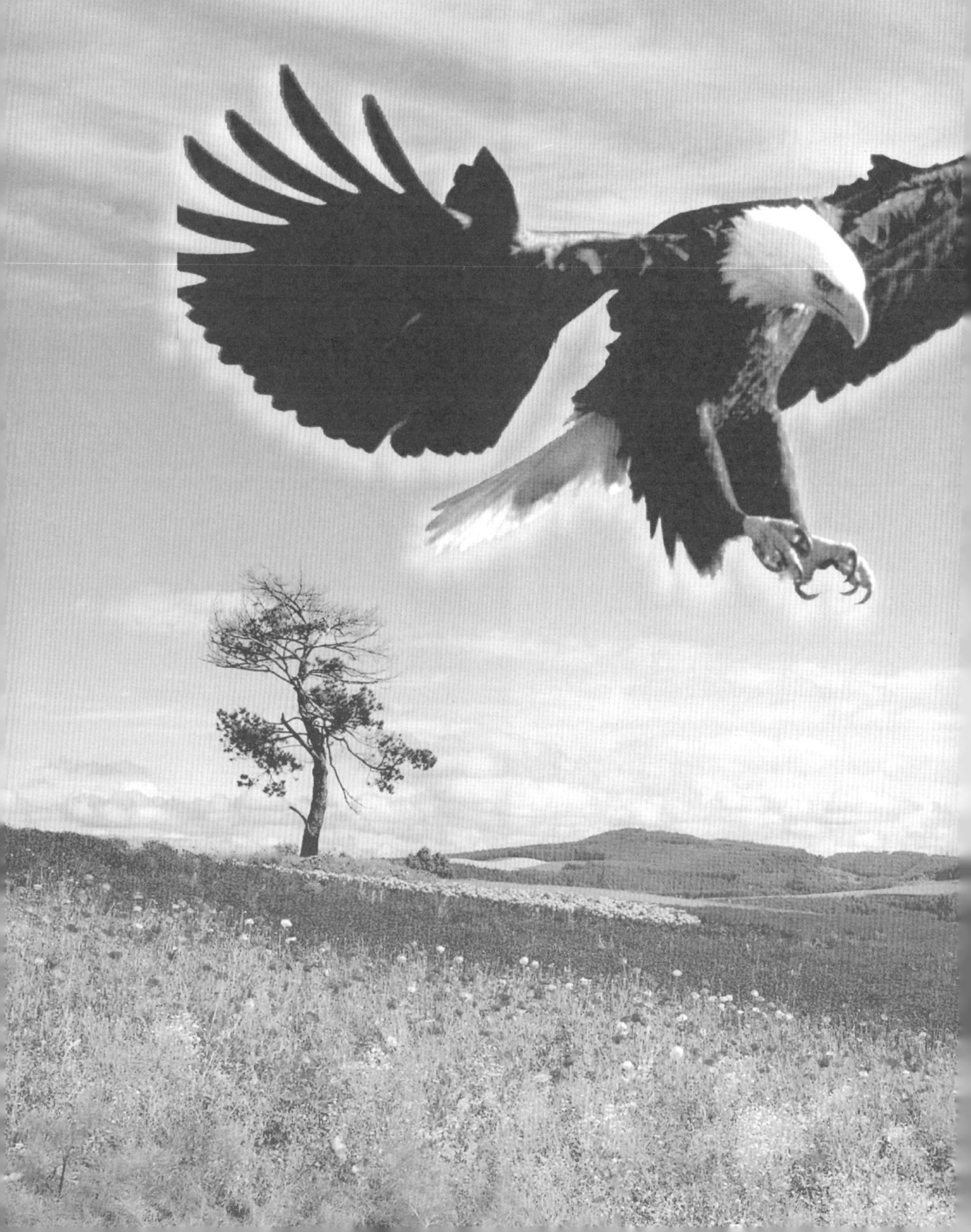

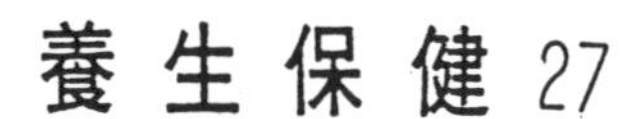
養生保健 27

健身祛病小功法

王培生／著

大展出版社有限公司

序 (一)

這是一部有益男女老少健身祛病的氣功小功法，簡便易行，行之有效。乃我國武術名家王培生先生習武練功數十年的經驗之談，言近而意遠，應用者都感到受益不淺。

有病會養是一樁學問。到醫院求醫，自然是最常見、有效也是最普及的方式，但是，只知靠外力而不知自我調節是不全面的。得病就醫積極配合醫生治療，就需要自我調節，至於恢復健康或防病於未然，能否自我調節就顯得更為重要了。小功法即可起到自我調節、自我護理的作用。

謝老(覺哉)一向重視中西醫結合，一向重視研究傳統醫學及養生之道。七十九歲時，他由於左側大腦血管栓塞，右半身癱瘓，毛澤東同志曾托人問候。謝老病情稍微好轉後用左手寫字，回信中希望中央同仁應該「防病於未然」、「不只會養病，還要不生病，不只會養於既病之後，還要會養於未病之前。」這種著眼於未病之前加強調理加強鍛鍊的強身之道，如果為廣大群衆所認識、所掌握，對於增強人民的體質無疑會起到很好的作用。

我本人也受到謝老的影響，重視防病於未然，重視自我調節。今年在深圳遇車禍，腰椎受傷，即注意鍛鍊，適當有效地活動筋骨，不到四十天，便到太原、成都、內蒙古、昆明參加社會活動了。

我相信，這部小功法，將會有益於大衆，成為人們在既病之後或未病之前、養生祛病的良方，並相信會得到讀者的歡迎與讚賞。

王定國

※　※

●王定國係謝覺哉先生的夫人，現任全國政協委員，中國老年基金會副會長，長城學會副會長，文物學會副會長，全國幹部教育協會副主席等職。

序　㈡

《健身祛病小功法》一書即將出版，這是值得慶賀的喜事。作者積數千年中華武術、氣功之精髓撰寫成文，把它奉獻給人民，這無疑是對氣功、武術的發展，為人民的文明和健康做出了貢獻。

王培生先生在中華武壇和氣功界中，是當今的名師，在國際上也享有盛譽。他講課群衆愛聽，他教功人們愛學。他在北京氣功研究會第五屆氣功學術研討會上的「健身祛病小功法」的學術報告，深受學術界的好評和廣大群衆的歡迎。一時，健身祛病小功法不脛而走，在群衆中廣泛傳開，講課錄音、功法錄影爭相購買。足見小功法有著超群的魅力。「健身祛病小功法」之所以深受人們的歡迎和愛戴，是因為它來自實踐總結的精華，簡便易學，省時顯效，治病立杆見影，不分男女老少。真可謂神功也。

氣功研究的根本任務，是為了提高人類的智慧和健康水平，建設人類的高度文明。近十多年來，人們在氣功科學普及方面做了大量工作。數百種不同的功法流派競相在社會上傳開，群衆性的練功活動蓬勃興起，並收到了很好的效果。但是，應當指出的是，因種種原因，有些功法動作過於冗長、繁瑣、複雜，幾十節甚至上百節的功法，練習一遍需要很長的時間，這對於在職工作的人來說，只能使他們望功興嘆！對本來就有病在身的患者來講，無疑是一種沉重的負擔。從科學的現代觀點講，也不適合當今快節奏的社會發展要求。因此，普及起來有一定的難度。從這個意義上講，立杆見影的小功法才更有特色。

也許有人認為越是功法的動作複雜、繁難，功法就越深奧。其實不然，很多古老優秀的功法並不都是很複雜的。公元前一六八年下葬的馬王堆漢墓出土的《導引圖》所介紹的功法，看起來並不複雜，很簡單。再遠古的戰國時期的《行氣玉佩銘》功也只不過有四十五個字。可見，「大道至簡至易」並非一句空話。《易經》裡說的「易簡而天下之理得矣」道理就在於此。用辯證的觀點看，也可說是簡而明、易於學。

在五〇年代文藝界，曾對梅蘭芳的舞台藝術進行過廣泛的大討論、大總結。不少學者寫過很多好文章，為其精湛的藝術發展總結為「少、多、少」三個字。其意說梅先生開始學第一齣戲為「少」，後來學會很多的戲，發展到了「多」，但最後梅先生的舞台藝術集中代表就是幾齣，又稱為「少」，這個階段的「少」是經過反覆的多次昇華才發展為少而精的，成為精華藝術。我們學氣功，練武術，編創新功法道理也是如此。

≪健身袪病小功法≫的編創作者不僅深悟「易簡」二字的神韻，更寶貴的是他在數十年中練功、教功、治病的實踐中，總結創編出來的行之有效的、稱之為秘訣的精功妙法，毫無保留地奉獻出來，使人民在健身、袪病、長壽的探索道路上找到了一把金鑰匙。

願≪健身袪病小功法≫為人民的健康發揮更大的作用，為社會文明做出更多貢獻。

北京氣功研究會副理事長、秘書長
北京市武術協會副主席　范雲江
北京氣功研究會名譽理事　張雩

作者小傳

王培生先生一九一九年生於河北省武清縣一武術之家。少年時隨父母遷居北京，在武林高手的薰陶下成長。先拜八卦掌名家馬世清學八卦，十三歲師從張玉蓮習教門彈腿，年底又拜楊禹廷為師，學太極拳。他悟性好，深得王茂齋師祖賞識，經常給予指點太極內功及絕技，得天獨厚，盡得太極真諦，勤學苦練，成就一身過硬功夫。

楊禹廷老師看他武藝精進，足可獨立施教，遂將北平第三民衆教育館武術教練的職務推讓與他擔任。十八歲開館，昂昂然來比武者接踵而至，但都一一敗退，折服而去，可見王培生武藝不凡。雖然技藝過人，但他仍好學不倦，為集百家之所長，悟拳術之至理，十九歲時拜形意拳師趙耀亭習拳。

後韓慕俠先生由津來京，指點武林後輩，這位大師曾一拳打倒在北平擂台上耀武揚威的俄國大力士康泰爾（十多年前電影《武林誌》所表現的故事即來源於此），深受王培生的敬仰，即向韓先生學習形意、八卦，武藝更趨精妙。後又從梁俊波學通臂，從吳秀峰學八極，廣採博收，從此，九長九短，十八般兵器般般皆通，尤以刀槍劍棍最為嫻熟。

「七七」事變後，日本侵略軍占領北平，對中國人頤指氣使，百般欺侮。王培生曾空手在幾秒鐘內擊倒三個手持刺刀向他尋釁的日本士兵，餘下幾個日本兵見他功夫厲害，才不敢動手，悻悻而去。旁觀的老百姓一向只見日本人打中國人，忽見中國人打日本人，打得乾脆利落，莫不興高采烈，衆口相傳，大長中國人的志氣。時，王培生年剛二十，青春年少，風華正茂。

一九四九年中華人民共和國成立以後，王培生先生受國家體委邀請，擔任武術裁判和出席專業會議。七、八十年代以來，受聘於武術氣功科學研究機構，傳授武藝。受到熱誠歡迎與尊重。

一九八一年北京老年人運動會上，獲太極刀金牌。是年，日本少林拳法代表團來華訪問，在一次同王培生的會見當中，一位身高一百八十公分以上的日本武林高手不宣而戰，猝然出擊，同年過花甲的王培生交手。王培生敏捷應對，收發自如，交鋒不過八個回合，對方已跌跌撞撞退到一角，雙手按在膝上，向王培生深深鞠躬，心悅誠服表示認輸，場面緊張，一時在武林界傳為佳話，王培生被日本《阿羅漢》雜誌尊為中國十大武術家之一。

王培生先生一生習武，一心習武，同時學儒、學佛、學道、學醫，把武術氣功同中國古代哲學太極、五行、八卦以及醫學、力學、心理學貫通起來，融一爐而冶之。所以，他的太極拳理論含有深奧的哲理，並富於科學性。他武功上乘而拳理徹悟，在這基礎上，近十年間寫了《吳氏簡易太極拳》（中、英文版）、《吳式太極劍》、《吳氏太極拳學新編體用功法》、《吳氏太極拳三十七式行功圖解》、《氣—實用意功》（香港出版，中英對照），遠銷海內外。《三才門乾坤戊己功》被譽為一代武學宗師。近年由人民日報出版社出版了《太極拳的健身和技擊》，對太極拳的健身和技擊作用進行了極有意義的探討，引起武術界的高度重視。

第十一屆亞運會在北京召開時，中華醫學氣功學會向各國朋友介紹中國武術氣功大師的成就，其中有王培生先生的八卦樁功理、功法。

王培生武德高尚，居陋室而門庭若市，求教者絡繹不絕，無論來自海內、海外，均以得到王先生的指點為一快事。他兼任：中國氣功科學研究會功理功法委員會顧問；中國人體科學研究院教授等職。

※　※　※

◉王培生先生另外大作《吳式太極劍》、《太極拳的健身和技擊》，授權大展出版社出版中文繁體字版。

目錄

第三章　調理陰陽　強壯筋骨

第四章　健美與延年益壽

穴　位　圖

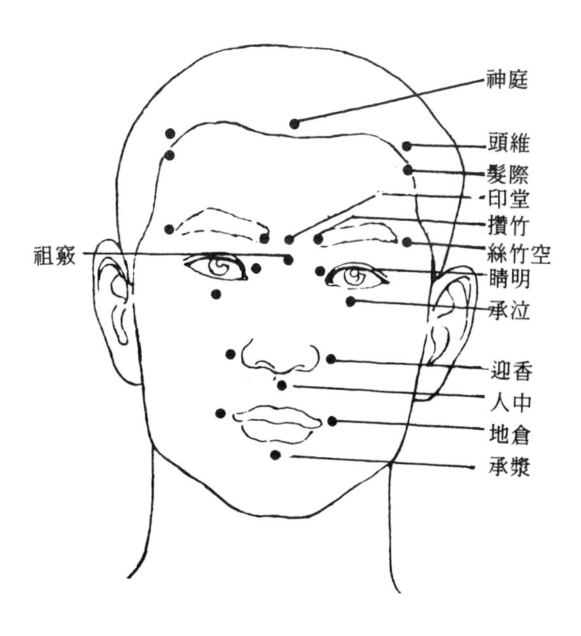

穴位圖1

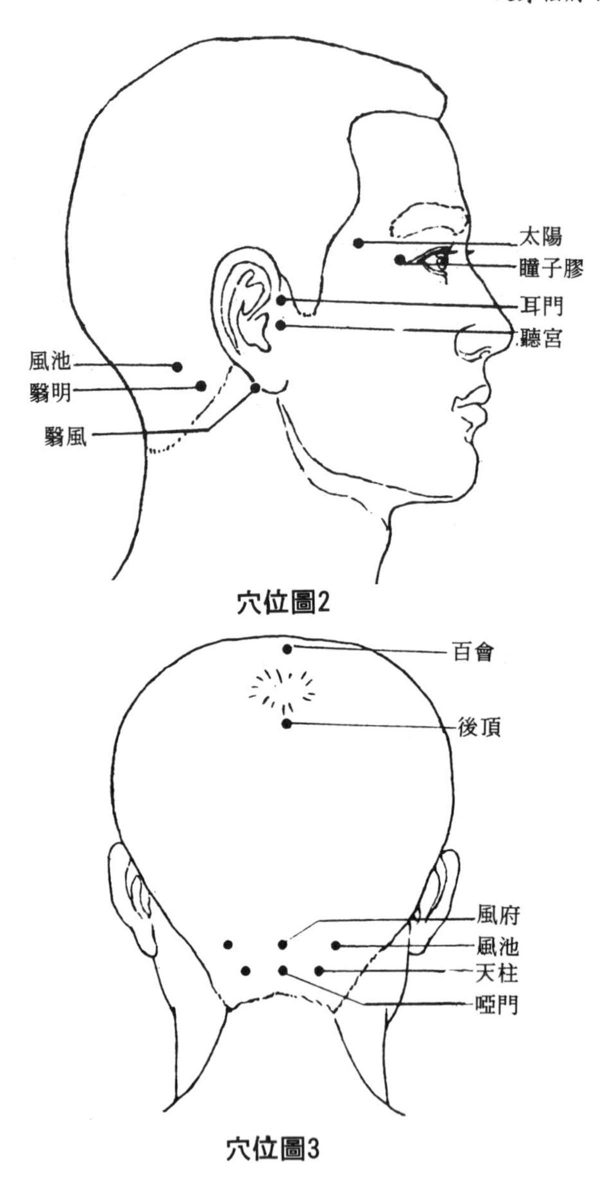

穴位圖2

穴位圖3

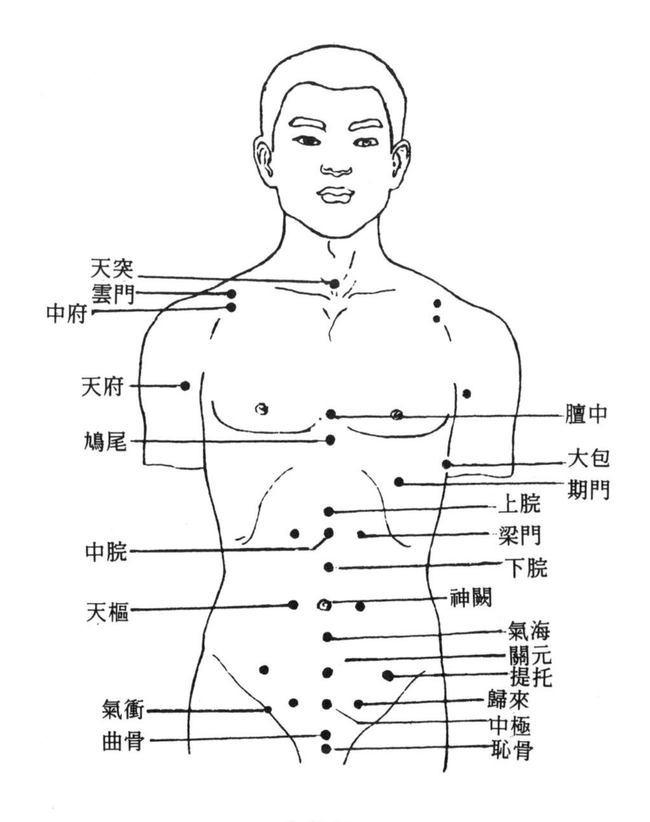

穴位圖4-1

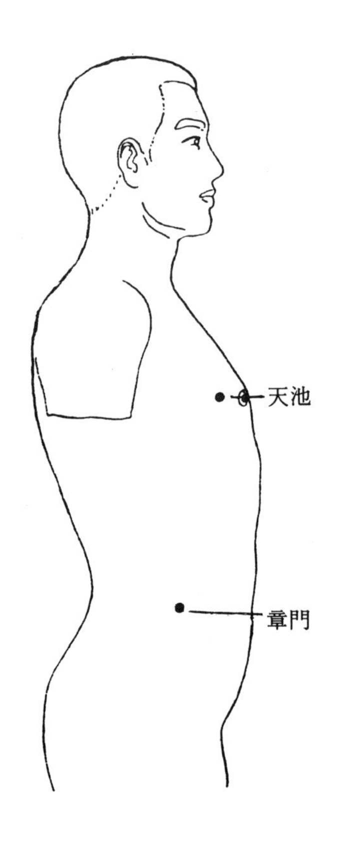

穴位圖4-2

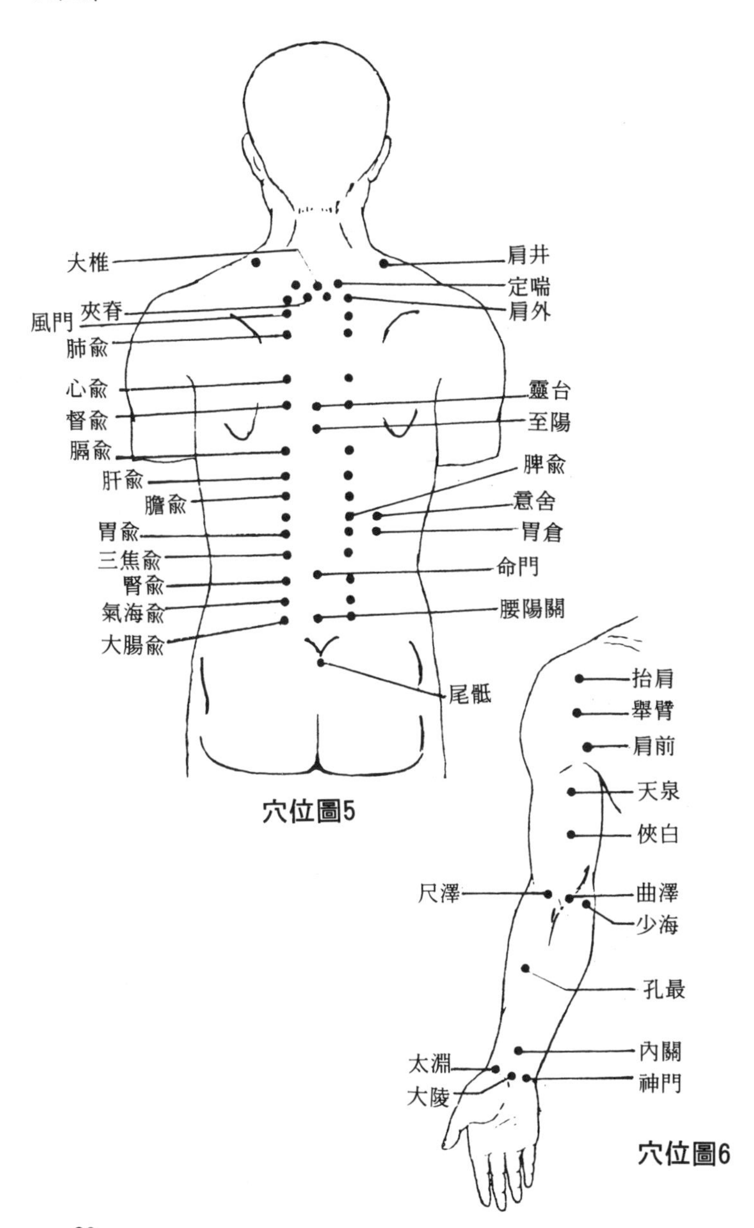
大椎
肩井
定喘
夾脊
肩外
風門
肺俞
心俞
靈台
督俞
至陽
膈俞
肝俞
脾俞
膽俞
意舍
胃俞
胃倉
三焦俞
命門
腎俞
氣海俞
腰陽關
大腸俞
尾骶
抬肩
舉臂
肩前
天泉
俠白
尺澤
曲澤
少海
孔最
內關
太淵
神門
大陵

穴位圖5

穴位圖6

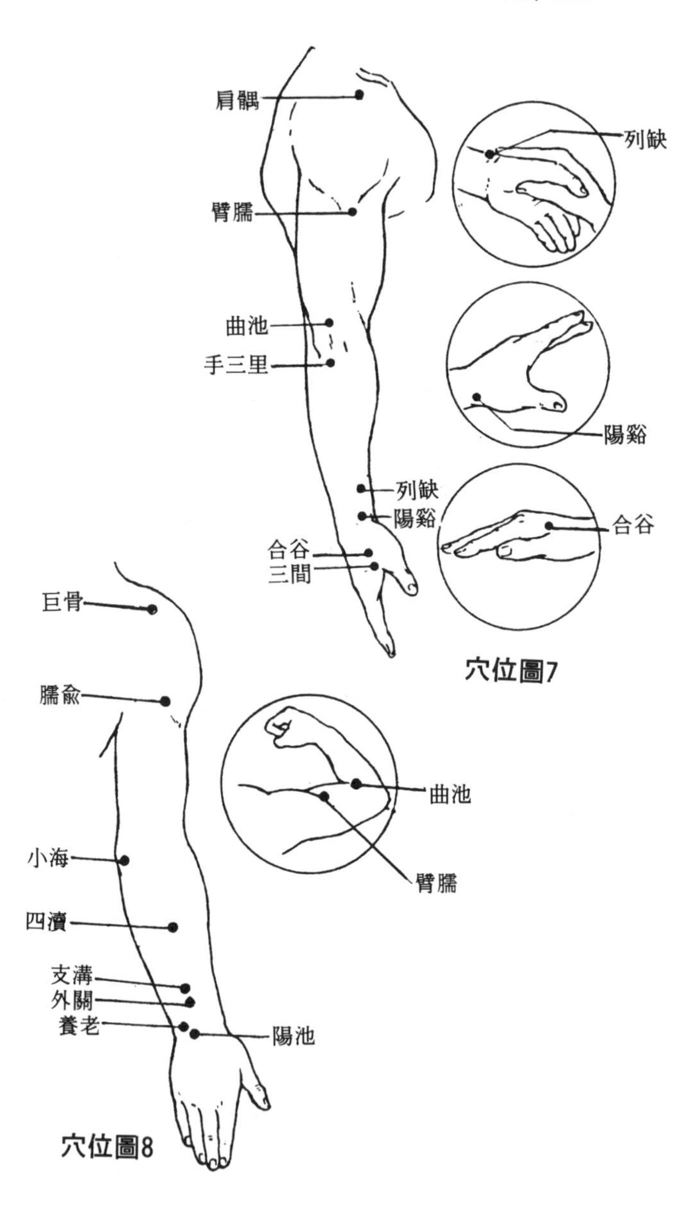

穴位圖7

穴位圖8

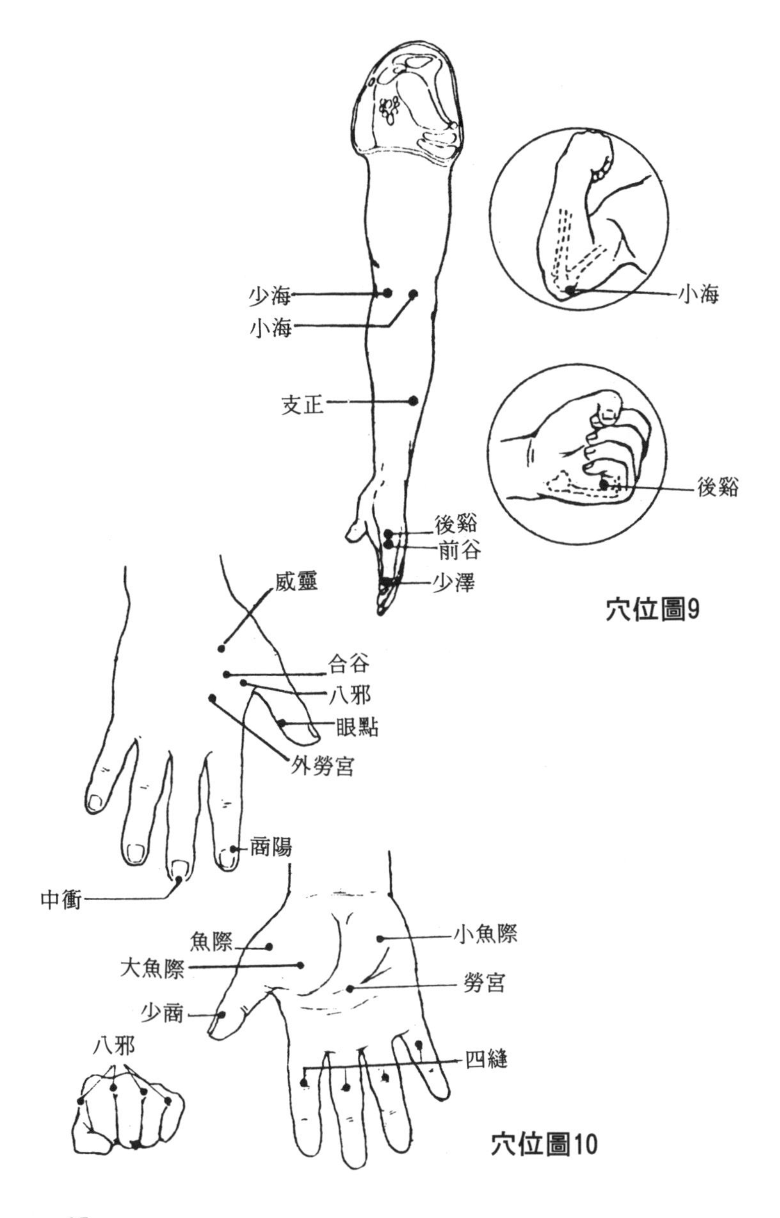

穴位圖9

穴位圖10

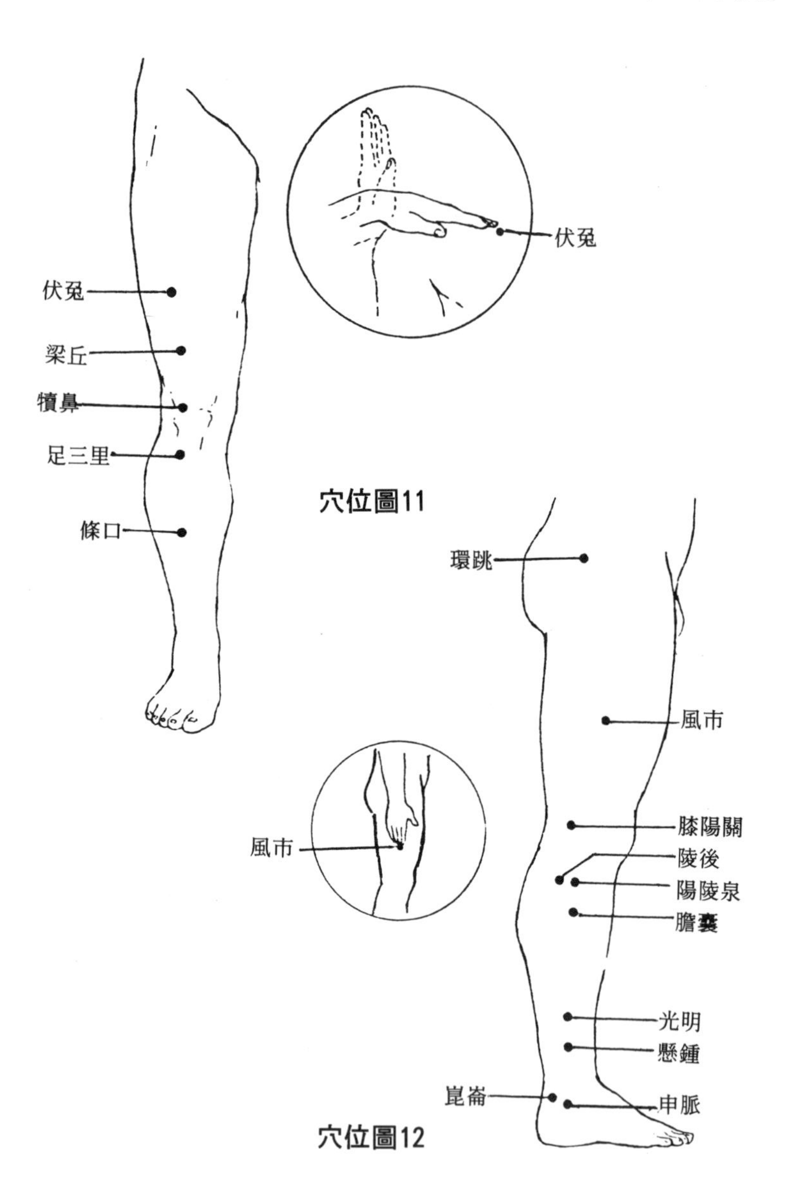

穴位圖11

穴位圖12

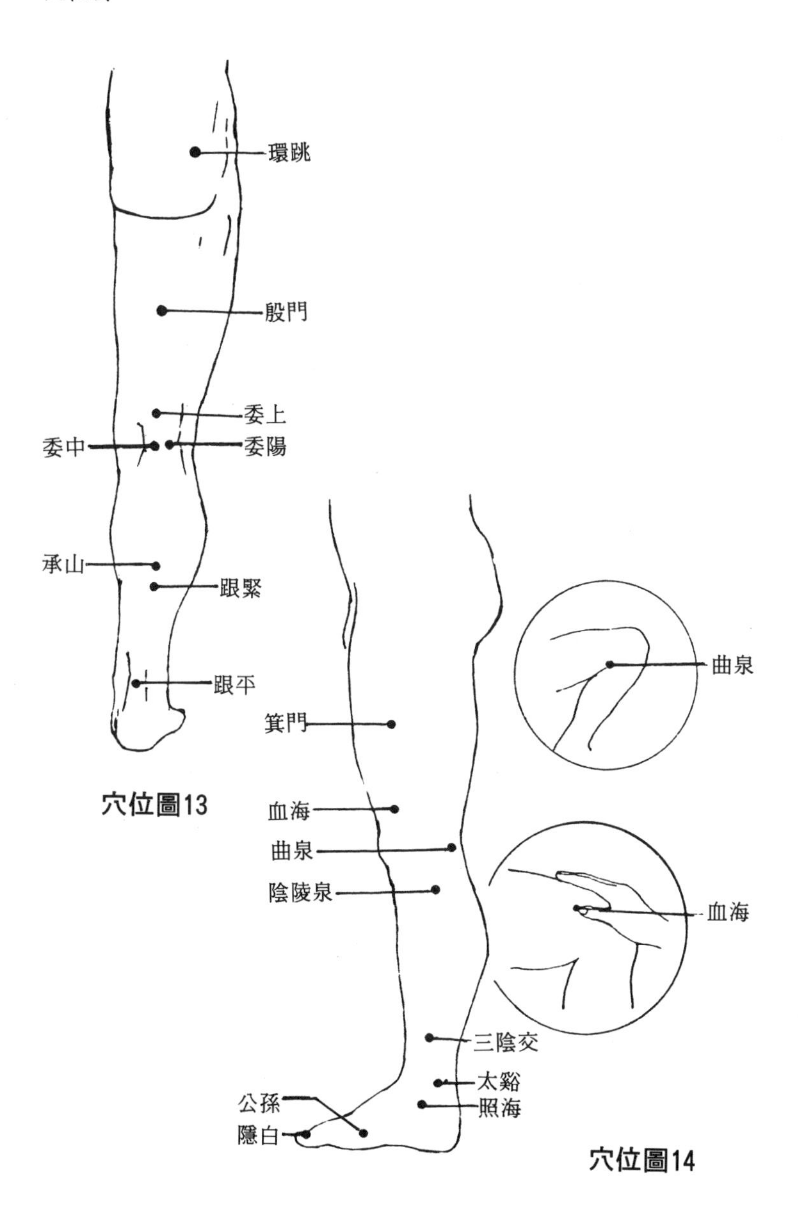

穴位圖13

穴位圖14

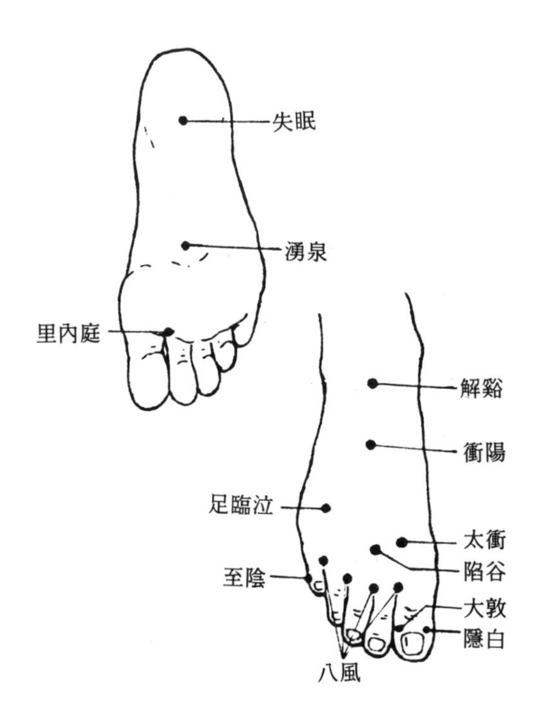

穴位圖15

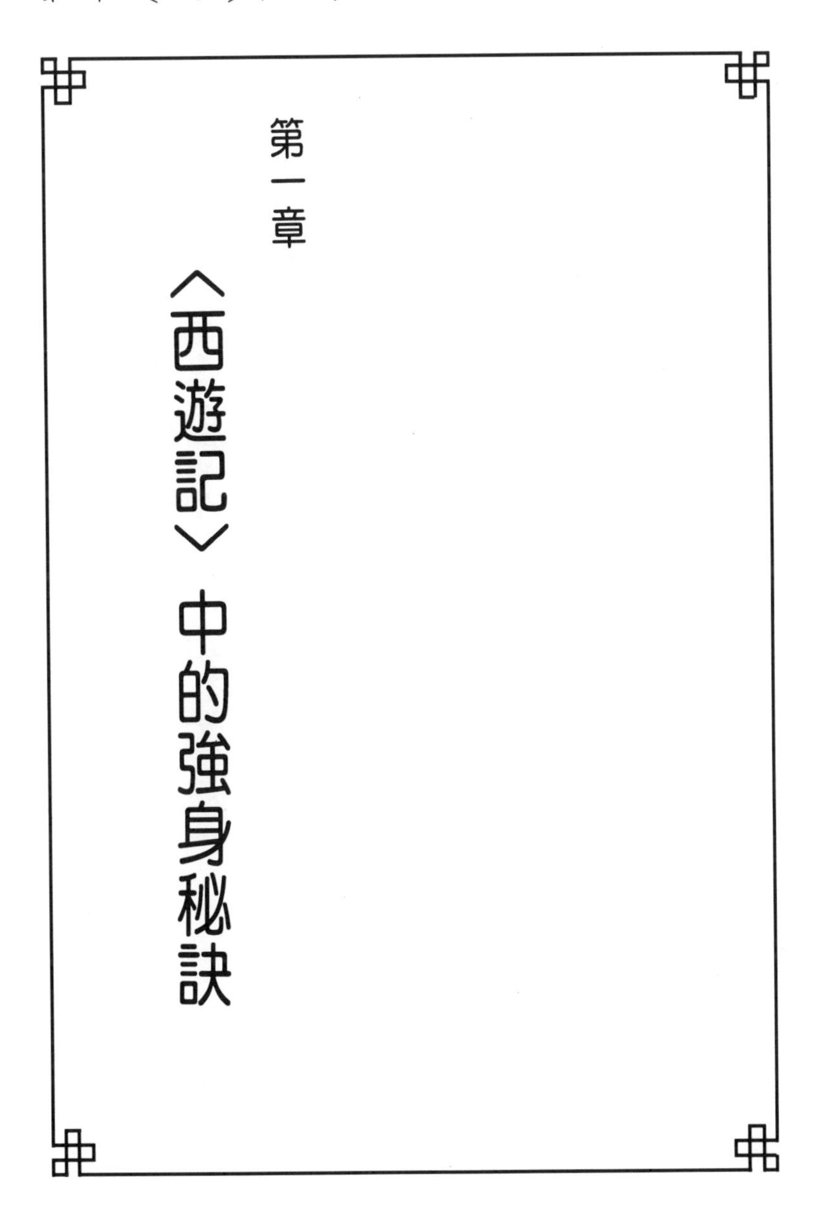

第一章 〈西遊記〉中的強身秘訣

《西遊記》中唐僧三個徒弟用的是不同的兵器，孫悟空的金箍棒，豬八戒的九齒釘鈀，沙僧的七星禪杖，其實，這三種兵器也是健身治病的三種功法，誰掌握了它，誰就能青春常在，益壽延年。這並不神秘，只要誠心學習，持之以恆，人人都可以掌握它。

第一節　九齒釘鈀貫氣功——自我檢查體內五臟法

問　有沒有一種簡便易行，可以隨時測驗自己五臟六腑的健康狀況，作到疾病未起，即行預防，袪病強身的功法？

答　根據我幾十年的實踐，總結出三百多種防治各種疾病的小功法，其中也有自己檢查身體的功法。每個人可以通過自己練氣功檢查自身有沒有病，或者哪個臟腑有病，然後針對情況選擇功法去鍛鍊，做到有的放矢、自我調節。下面我先介紹一個檢查身體的小功法。

《西遊記》裡，豬八戒的兵器九齒釘鈀是九個齒的，我們用「九齒釘鈀貫氣功」就能檢查出自身有沒有疾病。

人一生下來就有兩隻手，每隻手有五個手指，相當於十齒。五個手指代表一個人的五臟

指代表腎。從大拇指數起，大指代表肺，食指代表脾，中指代表心包經，無名指代表三焦、肝臟，小

什麼叫〈九齒釘鈀貫氣功〉呢？就是人站起來往下蹲，同時，兩手伸直對正，手指指頭就會發脹，如果，有一手指氣最微弱，說明你相關的內臟有病。

●動作要訣

兩腳分開與肩同寬，想一想肩井穴。肩井穴在哪？兩手交叉扶肩，左右手的中指尖所點之位置（見穴位圖1）。先想一下左肩井與左腳心的湧泉穴，腳掌（去趾）前三分之一與後三分之二交界凹陷的位置謂之湧泉（見穴位圖15）。等左肩井同左湧泉垂直了，才想右肩井與右湧泉，反覆三次，慢慢兩腳與兩肩就成一條垂直線了。許多人練過氣功或打過太極拳，都知道「兩腳分開與肩同寬」的意思，到底為什麼要同寬呢？不同寬成不成？怎樣才能達到「同寬」？不明白其中的道理，隨便一站，自以為「同寬」了，實際上兩腳與兩肩並沒有同寬。這個動作在我的許多功法都有，屬基本要領，所以我在篇章開始的時候要求練功的人需明白其中之功理，達到動作的要求，收效才快。

為什麼兩腳要與肩同寬呢？因為肩井是井口，湧泉是水源，井口必須對準水源，體內之氣才能上來，不對準穴道，氣就上不來。

腳與肩成垂直線後，鬆肩墜肘。鬆肩墜肘這個動作也是許多功法的基本要領，因為肩、肘、腕這三個部位有密切的連帶關係，即「肩鬆氣到肘，肘墜氣到手，手心一空，氣才能到指梢」之理。怎樣才能做到鬆肩墜肘呢？

先講鬆肩。想一想肩井穴，肩就鬆了。墜肘怎麼做？從手的外側繞個圈，想一下曲池穴到少海穴，肘尖就會有下墜之意，就可墜肘了。

大小臂一折，當中有條橫紋，靠近大指那點謂之曲池（見穴位圖7），靠近小指這點謂之少海（見穴位圖6）。

掌握了上面講的兩個動作要領後，兩手抬起，手心相對後伸直，兩膝一屈，兩手也微微屈了。這時就會感到手指頭發脹

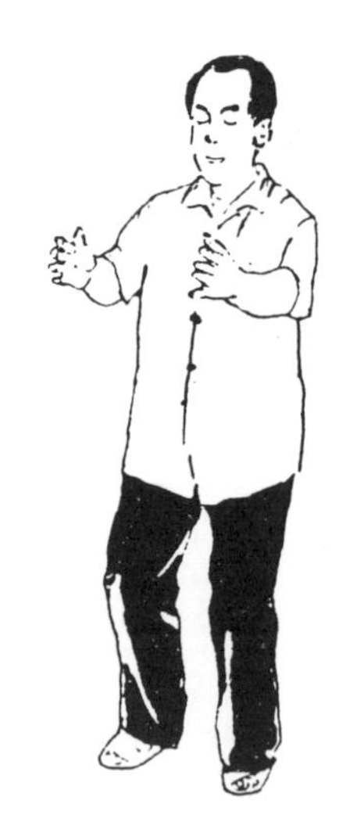

圖1

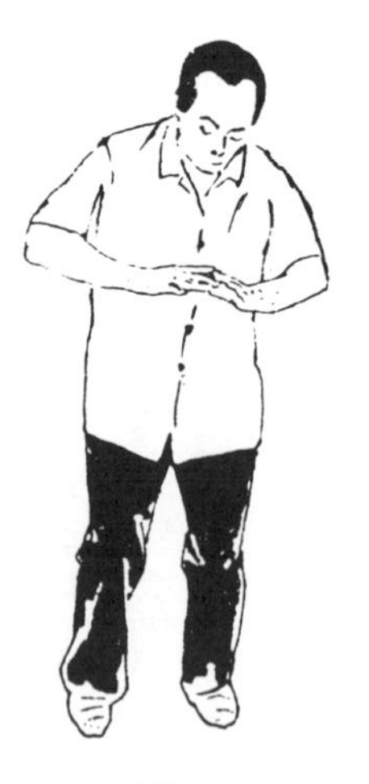

圖2

（圖1）。如果手指不發脹怎麼辦？兩腳往下蹲一蹲，上下來回蹲，你感到蹲到哪個程度手指發脹了就是準確的位置。體弱的人，不一定一蹲手指就發脹，上下來回幾次試驗，慢慢找，什麼時候感到蹲的姿勢手指最麻最脹，那就是準確的位置。

手指發脹了，自己體會一下十個手指中哪個手指的氣最微弱，就能檢查出你體內哪個部位有病。比如你覺得大指氣最微弱，說明肺部有病。

肺臟的病大概有十種類型，除了肺結核肺上空洞很多；擴散性肺結核及結核後期發高燒臥床不起的三種情況不能鍛鍊以外，其他幾種都可以練氣功治療（具體的功法後面將逐個介紹）。如果你感到食指氣微，說明大腸和脾臟有病。如果中指氣微，是心臟部位有病。無名指氣微，是肝臟部位有病。小指氣微，是腎有病。凡屬肺脾心肝腎五臟的病有實病及虛病之分。有關治療的小功法將在後面具體介紹。

●收功動作

把兩手收起來，食指相接，眼看食指。中指相接，眼看中指。大指相接，眼看大指。兩手收到鼻尖下（圖2），然後鬆右肩，墜右肘，收左腳，兩腳靠攏。鬆腳腕、鬆膝、鬆胯、身體立直，眼神逐漸離開手指，該系列動作叫收功，實際是開後三關和前三田。鬆肩墜肘，兩手自動分開，意念在手心，氣存丹田，再靜一靜，兩手放在身體外側。鬆胯、想環跳穴，往腳後跟上坐。意念提膝（想陽陵泉穴），感到膝蓋有向上升起之感。最後想想兩手、兩肘、兩肩、兩胯、兩膝、兩足就可以任意散步了。全部收功動作就完成了。

做此功法，一般人多是一個手指感到氣微，但也有同時兩個手指都感到氣微的。有一次，我參加接待一個日本代表團，參加接待的有中、西醫，也有氣功師。代表團中有位日本朋友有病，就教他練這個九齒釘鈀貫氣功。我問他感覺哪個手指氣微，他說小指氣最微，食指氣也微弱一些。我說他腎臟有病，脾也有些問題。他點點頭說：「對極了，我就是腎虛，這幾天脾胃不好，不想吃東西。」對這個功法很有興趣。

有人問　有沒有十個手指頭全都發脹的呢？身體沒有病的人十個手指都發脹。我七十多歲了，從來沒有生過病，身體很好，每次做這個功法檢查時，十指都是發脹的。

這個功法，只能從宏觀上來確定有什麼毛病。如你過累了，無名指、小指無力，拿東西就感到別彆扭，這就告訴你過於疲勞了，要休息調節一下。如果總感到心臟部位疼痛，或者總是事與願違，心裡發堵，你的中指肯定氣是微弱的。

第二節　三田合一與三球合一功——強身醒腦、消除疲勞法

問　我是導演，常常拍電影、電視劇。拍戲時，從開拍一直忙到後期製作，既是腦力勞動又是體力勞動，非常之累，尤其是時間緊，搶拍，不分晝夜地幹，演員休息了，我還得考慮下一場戲，疲憊不堪。能否教我練個什麼功法，能比較快地消除疲勞呢？

答　還是講《西遊記》的故事。孫悟空的名字告訴我們什麼呢？「孫」，系子時，悟字是豎心，指的是鼻子，兩個眼睛，修練自己的鼻子和兩個眼睛，即眼耳口鼻，七竅，「吾」就是我，自己的意思。能悟透，要在全身穴道上下功夫，為之空。所以我將孫悟空的金箍棒看作全身的上、中、下三個丹田合一表徵，不管多累，只要三田合一，成金箍棒，一條直線，馬上就消除疲勞。這是我從練功的實踐中總結出來的。

我以前給人治病，真是忘我精神，每天差不多要忙到下午四點才吃中午飯。病人一個挨一個的，又是點穴，又是按摩，雖然那時才二十多歲，精力充足，但也累得不行。後來摸索到這個三田合一的道理以後，再累也不怕了。過去，跟師傅學盤腿打坐，練盤腿功。兩腳盤起，腳心朝天，要求每次盤坐一個時辰，即兩個小時。我上好鬧鐘，以便到時提醒。盤腿中間若去看鐘點，氣就散了。有一次，不知什麼原因鬧鐘老不鬧，我兩腿盤得痲木難忍，兩手

托著膝蓋，前仰後合，有點支持不住了。我往前鬆一鬆，往後仰一仰，這樣一做，三點成一條直線了，當時感覺腿突然之間不痲，人也精神了。我又試著前仰後合，可再也沒有剛才那種感覺了。

半月以後，突然又有一次，我前仰後合，也是腿突然不痲了。這才提醒我要留意，做什麼樣的姿勢才能取得上述效果，於是總結出這個功法，取名為三田合一。自從得了這個功法後，我經常練，人的面貌都改變了，人顯得特別年輕，神采奕奕，四十多歲看上去同二十多歲差不多。實際上盤腿打坐，腳心朝天，尾骶骨朝下，血脈就通，沒有對正，血脈不通，腿就痲木。三個丹田成一線，上下全身血脈全通了，沒有阻礙了，所以就消除了疲勞。

這個功法現已列入《氣功文選》。我有個學生是水利電力部的工程師，他聽我講三田合一這個功法，就記錄了下來並投稿發表，文章發表後收到全國各地的許多來信，信上都說這個功法確實能很快消除疲勞，詢問功法是怎樣形成的？有的問為什麼他總是很難把三點湊成一條直線，有什麼竅門沒有？現將這個功法詳細寫出來，答覆讀者提出的問題，後來這篇文章被選入《氣功文選》，許多讀者都說功法挺簡單，但確實效果很好。

功法具體介紹

所謂三田合一，三田就是指上丹田、中丹田、下丹田，三田成一條直線就叫三田合一。

關於三田的位置各說不一，我根據自己的實踐總結出來它們的位置。通常所說的上丹田即兩眉椽、兩大眼角之間，也就是左右攢竹穴和左右睛明穴之間（見穴位圖1），從祖竅往裡一寸，然後在囟腦門（出生的小孩頭上跳動的那個地方，也叫天門）往裡一寸，兩個一寸的交叉區就是上丹田，叫祖竅，也叫天目、玄關。為什麼名詞這麼多呢？過去保守思想，不願人家知道，故弄玄虛。中丹田叫絳宮。在兩乳正當中膻中穴的下面，在肝臟的口上面一點，謂之中丹田（見穴位圖4）。下丹田在氣海穴（見穴位圖4）即肚臍下一寸五，關元穴上一寸的交匯點（見穴位圖4）。

現在，講一下我在實踐中確定的上丹田、中丹田和下丹田。我把通常所說的中丹田和下丹田之間作為中丹田，即仰臥、肚朝天往裡十分之三，肚臍跟命門是相對的，命門往前的十分之七這個點。實際上這個十分之三就是囟腦門往下，它是一條直線。下丹田，即會陰穴（陰莖或陰道與肛門當中的位置）。你試試看，用意念一想會陰，百會穴就動；用意念想百會，會陰就動，這是我從練功中得到的體會，這就是孫悟空所持的金箍棒，它就是一條直線，就是上丹田、中丹田、下丹田合一。三田合一這個功法關鍵是中間不好湊，怎樣才能筆管條直地很快成一條直線？可按照我的說法去做：

開始你用大腦先想一想會陰，覺得百會穴刺癢。這時，百會穴前面的囟腦門就通了，古通古通的，這叫蠕動感。有了這種感覺以後，你再想一想肚臍往裡十分之三、從命門往前十分之七的位置，你這麼一想，三點往一塊湊，三點成垂直狀，你彷彿剎那間迷糊似的，待你一睜眼，馬上消除了疲勞，就像睡醒一覺早晨起床一樣，腦子特別清醒。

做這個功法，側臥、仰臥、坐著都行，不論什麼位置，你的上丹田同會陰都是直的，就是百會前面一點囟腦門跟會陰總是保持一條直線，老是那麼去湊，成一條直線就得到這種效果。

圖3

三球合一功法的動作

兩腳站立併齊，靠攏腳尖腳跟都要直，兩腳靠攏立正站好，兩手中指扣著肚臍邊緣，兩手心貼著腹部邊的天樞穴（見穴位圖4），少海穴貼著章門穴（少海在肘窩橫紋尺側端與肱骨上髁之間），章門在第十一肋游離端的下緣（見穴位圖4），往上一抱，抱一個球。在自己的軀幹和腹部當成一個大球，抱起來，覺得身上是個圓的東西（圖3）。肘要貼緊，抱要抱緊，把自己端起來，然後想兩腳踩個球，兩腳一踩，兩腳心便自然往裡一扣。兩手抱個球

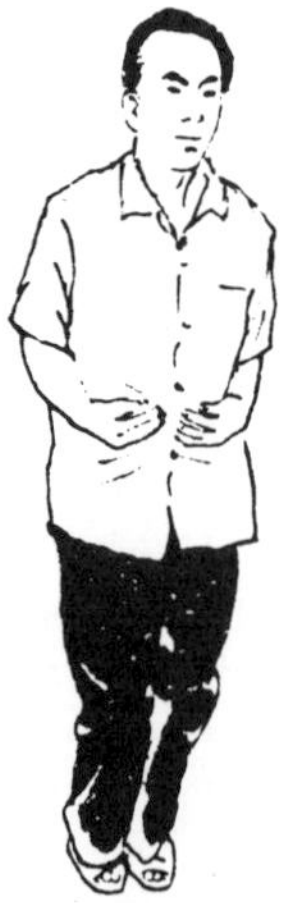

，兩腳踩個球，頭再頂個球，三個球成一條直線，這時候叫「束身」，感覺自己長高了，還要繼續抱緊，別讓這個球跑了，三球成一條直線，練會以後，覺得百會穴與會陰穴在一直線上，你感到彷彿迷糊了，連自己是什麼樣都忘了，再睜眼時，疲勞全消除了。

收功動作

將頭頂的球忘掉，腳底下的球忘掉，原先抱的球就沒有了，這就收功了。手自然落下，想想兩手、想想兩肘、想想兩肩、想想兩胯、想想兩足就可以散步了。

這就是孫悟空手持那個「金箍棒」三球合一。

第三節　七星禪杖功——增強體質法

問　我身體不好，說不清哪裡不舒服，特別容易累。人家累了睡一覺就不累了，我累了睡多久都不解乏，上醫院做過各種檢查，都說沒有病，只是體質弱，建議我加強鍛鍊。請問做什麼功法能改變這種狀況呢？

答　經常練七星禪杖功就能增強體質。≪西遊記≫中的沙悟淨（沙僧）手持之兵器名為七星禪杖，它的形象非同一般。七星禪杖是鍛鍊人身上的內七星和外七星。外七星是頭、肩、肘、手、胯、膝、足；內七星是以天樞穴（見穴位圖4）為軸，圍著肚臍轉。實際是增強身體及骨關節的柔韌性，還可提高身體素質，使歲數大的人，體內的骨質、石灰質、膠質總量達到平衡，這是七星禪杖起的作用。

內七星和外七星結合起來，使身體弱的轉強，有病治病，無病強身，經常鍛鍊能幫助身體健康。

七星禪杖上圓下方，倒過來是下圓上方。這在人身上代表什麼？先看上圓下方這個形象：下方是身體下蹲，蹲到兩膝蓋與兩環跳（見穴位圖12）成水平線，想著兩腳心湧泉穴和兩環跳穴（這叫四顆星星）入地。做這個動作時意念下方，上面產生半圓形（意念為一圓環），這個半圓呈

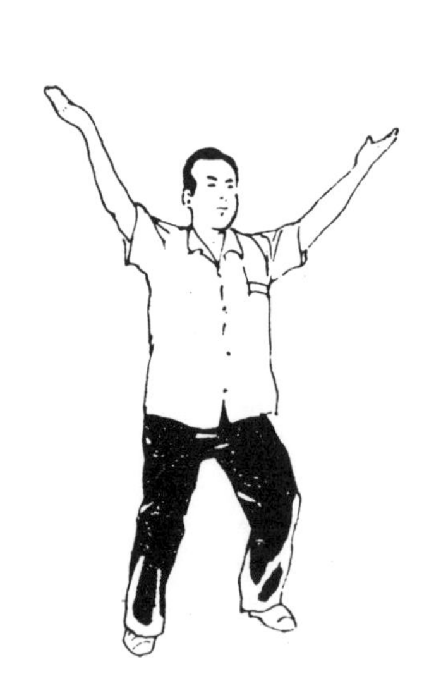
圖4

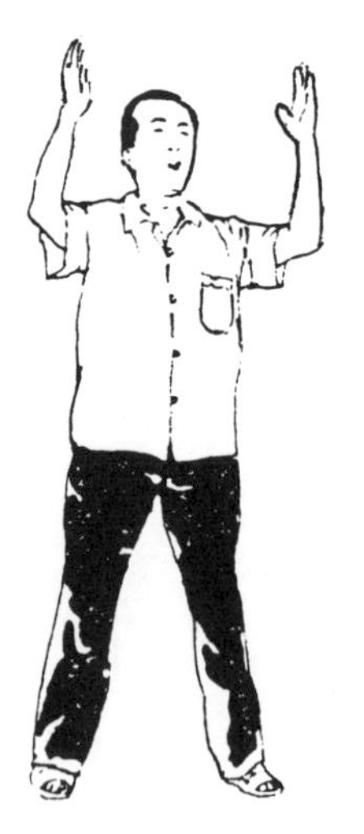
圖5

三顆星星，即兩隻手上舉，手心像兩顆星星貼在上空，百會穴叫頭頂星也意念接觸到上空，等於三顆星。做這個動作時即四條線往下入地，三條線往上升上天（圖4）。

相反的姿勢，意念想上方下圓，也是先看一下七星禪杖的形象，它與剛才不同了，現在不是上圓下方，而是下圓上方了。怎麼做呢？上方是兩手的中指尖（中衝穴，見穴位圖10）向上，兩個肩井穴也要向上方，就等於四顆星星接觸上空，四條線往上升時，下圓也就有反應了，即兩腳心的湧泉穴入地，兩條線向下，這時候，會陰有向上提之意（圖5）。

這兩個意念想的動作不同點要記住：

想上圓下方時是三條線向上升，四條線向下入地。反過來，想下圓上方時，是四條線向上升，兩條線向下入地，一條線有上提之意。

無論是上圓下方或下圓上方，意念總是想方而不要想圓，這是要領。

練這個七星禪杖功，就是使得你的百會穴跟會陰總是保持一條直線，這叫任督二脈通，可以百病不生。因為手心屬火，在心經。兩湧泉入地，屬水。會陰向上提，屬水，在腎經。心腎相交，使身上的穴道都通，這叫氣血暢通，可以強身健體。由於陽陰相交，體內穴道通達全身，可以使全身的神經都活動開，是主要健身之法，效果很大。

人本身是一間房子，房子的組成最主要的材料是什麽？就是柱子和房樑。人身的柱子就是脊椎，由大椎到尾骶骨，二十四節。人的脊椎由大椎到命門是十四節。由命門再往下為十節，整個是二十四節，與一年二十四個節氣相符，這二十四節再加上頸椎七節共計三十一節，這就是人身體的柱子。房樑就是梁門穴。梁門穴在中脘穴旁開二寸（見穴位圖4），梁門就是橫樑，所以梁門必須要堅固，房樑必須要好，這樣，就能無病強身，延年益壽。希望你能堅持鍛鍊，肯定能增強體質。

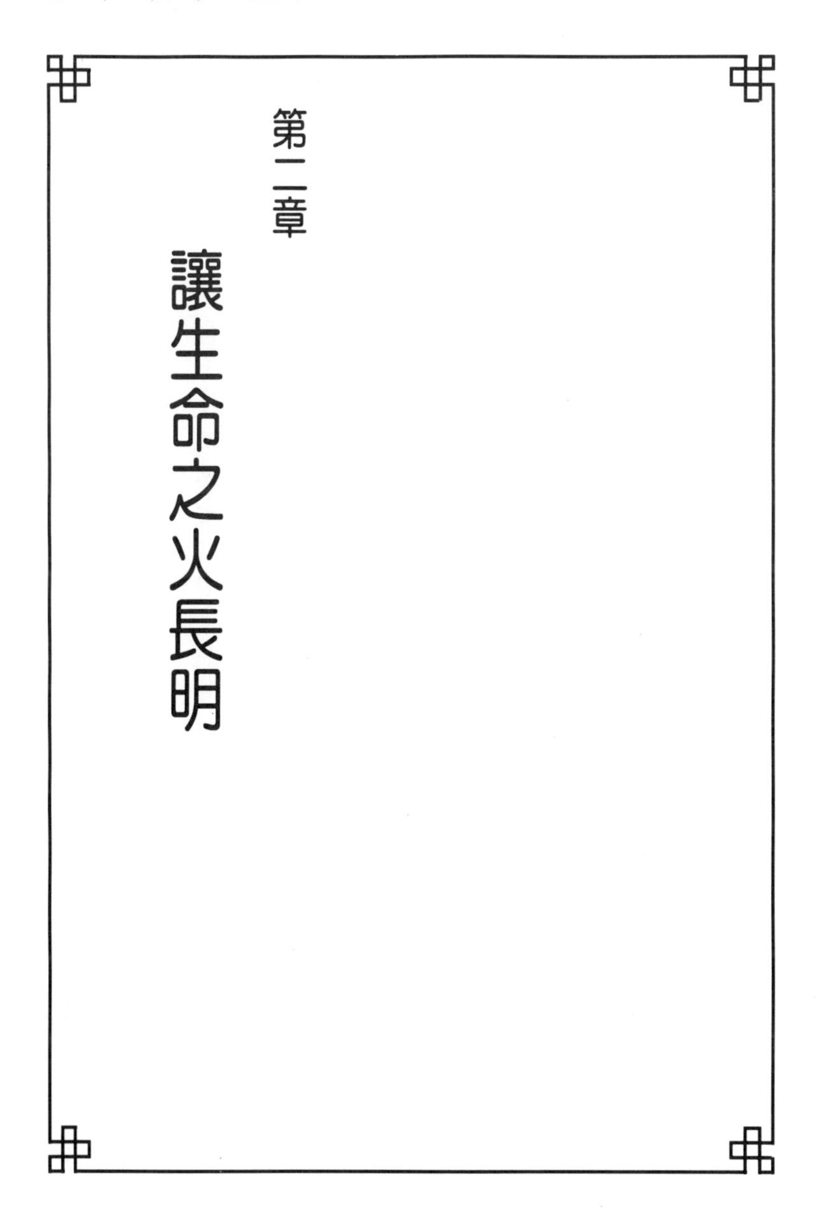

第二章　讓生命之火長明

治病小功法是我長期習武過程中逐漸累積的。最初，意在習武、技擊、健身，久而久之，不少隨我習武的人，疾病得以痊癒，這才引起重視，日積月累，病例不少，啟發尤多，有一段時間我曾潛心中醫研究，行與知兩者相結合，這就摸索出治療五臟六腑各種疾病的行之有效的小功法。其中，也有本人年幼時從師習武，由師父傳授的，這些小功法本來秘而不宣。但是，每每念及它生不帶來，死不帶去，一旦湮沒，實在可惜。我行年七十多歲，「人生自古誰無死」，所以，極願把這些小功法奉獻出來。有人曾勸我，為什麼不申請專利，我說：造福人類足矣！如果人們學了這些小功法，祛病強身，延年益壽，則利在其中了。

現將治療比較常見疾病的小功法，分章敍述於後。

第一節 強 心

心為臟腑中最重要的器官，主精氣神，主血脈暢通，使人的生命得以維持，血壯腦強，皮膚光澤，舌質紅潤，精神煥發，思維清楚，所以，又可以稱之為生命的中樞。保護心臟的健康，就能使青春永葆，生命綿長。

（一）踩水功（主治心慌氣短、心力衰竭）

問 我有心臟病，總是心慌氣短，口唇青紫，手腳冰冷，呼吸微弱，看見別人跑步、打球，十分羨慕，但又不敢參加，擔心運動量太大受不了。有沒有一些適合心臟病病人做的小功法，既可治病，又能強身。

答 可以做踩水功。

功法分為三式。心臟病輕者只做第一式則可生效；病重一些的可以三式都做。每次練習的時間長短不限，根據自己身體情況而定。凡體質弱者，只求練到身上微微出汗即可收功；體質強一些的，做十分鐘、二十分鐘皆可，感到舒服了就收功。總之，貴在堅持，沒有心臟病的人，每天練練，對心臟的保健作用明顯加強。

●第一式動作：

兩腳分開與肩同寬，想左肩井和左腳心的湧泉穴，再想想右肩井與右湧泉穴，反覆三次，肩井與湧泉對正垂直了。然後鬆肩墜肘，兩手慢慢抬起與肩平。想一下外勞宮穴，兩手慢慢落下，手背落到中指與肚臍相平為度。這時，先想想兩手心的內勞宮穴（在手掌心中，握掌時中指與無名指之間的位置，其對正手背處為外勞宮穴），好像兩手飄浮在水面上。想完手心，再想想兩腳心的湧泉穴，好像兩腳踩在水面上（圖6）。如此上下手心腳心來回地想，這個姿勢叫「五心朝天」，也叫「五氣朝元」。所謂「五心朝天」的「天」在哪裡？不是天空的天，是指祖竅穴（在兩眉連接點，兩個大眼角中間），祖竅為之天。「五心」是指兩手心、兩腳心、還有心臟，都隨著氣血的調節朝著祖竅，這個動作可使人心花怒放。

●第二式動作：

將平浮在水面的兩手側過來，大指朝天，小指指地，兩手上抬，不超過耳尖為度（圖7）。意念想大椎穴（第七頸椎棘突下，約與兩肩平，見穴位圖5）到尾骶穴右半側靠著水，一直靠到左腳虛了，再轉過來用左邊半側再往水上靠，也是靠到右腳虛了為度，左右半側來回輪流靠水（圖8）。

●第三式動作：

兩手慢慢落到與肚臍平，意念想兩腳踩水。怎樣踩呢？想左環跳找左陽陵泉（腳跟往臀部一貼之處謂之環跳穴，在腓骨小頭前下方凹陷處是陽陵泉穴，見穴位圖13、14）。這兩個穴位落到最極點，左腳就像踩在水上，身體重心全在左腳。踩多深？以右腳虛了為度。兩手不變，左腳踩完右腳踩，右腳踩完左腳踩，動作是一樣的（圖9）。

●收功動作：

兩臂慢慢向外展開，眼睛往上空看一看，叫肉眼凡胎，每人的眼光不同，看到的東西也不一樣，你覺得好，他不一定認為好看，結合自己的屬性。比如你看到天上有塊彩雲，越看

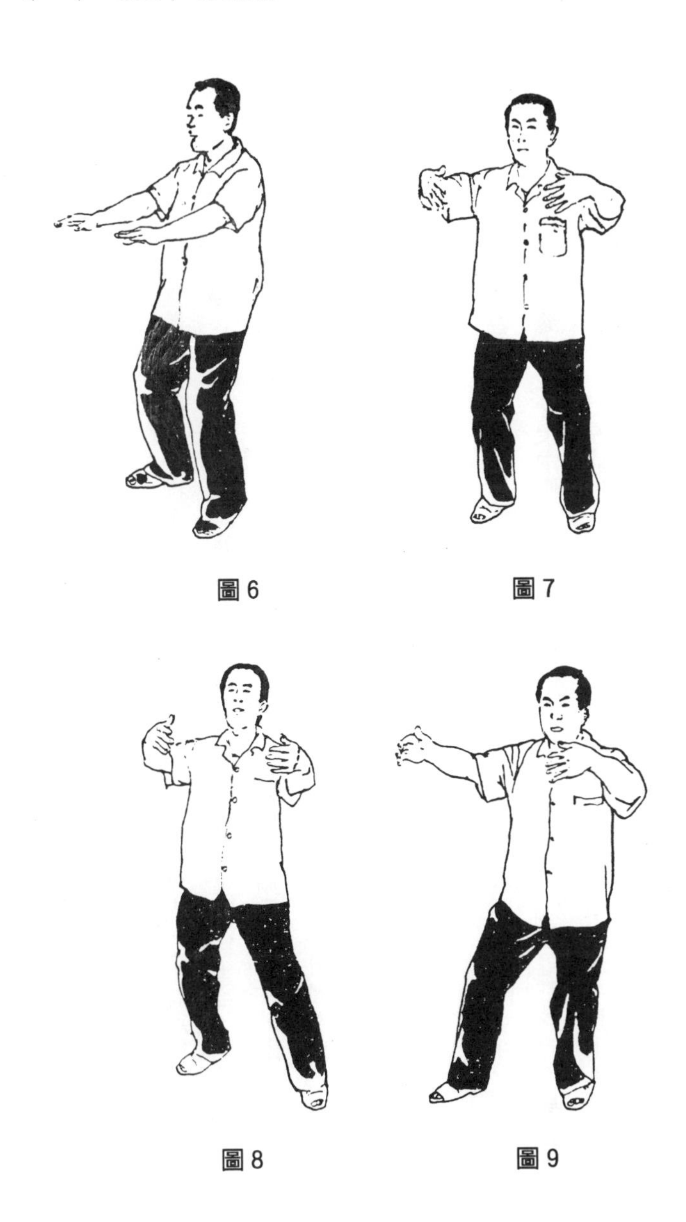

圖6　圖7

圖8　圖9

越好看，心情豁然開朗，你就張開雙手要去摟抱它，像迎接好朋友一樣，頓時心情愉快、心花怒放，身上六陽之首就全部張開。六陽就是手太陽經，手陽明經，手少陽經；足太陽經，足陽明經，足少陽經，這些經都聚在頭頂上。

這時，把雙手摟著的這股氣像抱著一個球似地往下貫，貫到百會穴（兩耳連線與頭頂中正線交點處），稍停，又繼續往下貫，彩雲往身上落，手的熱氣順著臉往下落，兩手中指尖（中衝穴）落到膻中穴時點一點膻中穴，又接著往下貫，到氣海、關元穴停住，兩手貼著天樞穴，舒服極了（氣海穴在肚臍下一寸五，關元穴在臍下三寸，天樞穴在肚臍旁開二寸）。想天樞，兩手自動滑下，一想手心兩手就停住，再想天樞，手又滑下，反覆三次，然後想想兩手、兩肩、兩肘、兩胯、兩膝、兩足就可以了。

●動作要領：

1.全身放鬆，想著周圍都是水，自己彷彿置身在大海之中。浮水，就像兩手在水面上飄浮一樣；靠水，則像海水從身後兩側湧來，自己先用右半側（從大椎穴至尾骶骨穴將身體分為兩半）身靠著它，此時左腳是虛的，然後再換過來用左半側身靠水；踩水，是用兩腳曲膝往水裡踩。

2.無論浮水、靠水、踩水，做這些動作時，頭和身體都是正的，不要歪斜。

3.每個動作都要用意念想著穴道，則可以意導氣。

（二）安心功（主治心慌氣短、心力衰竭）

問 我有心臟病，心電圖有時正常，有時不正常，練什麼功法合適？

答 可以練安心功，也叫坐功。根據許多心臟病人反映，認為這個功法效果顯著，而且動作簡單。自己學會以後還可以教家裡人做，一旦突然犯病了，自身不能做，家裡人還可以幫助病人掌握。你不妨試試。

●動作如下：

開始做的時候，坐的椅子不能太高，太高了有心臟病的人不舒服。什麼高度合適？最好是膝關節和臀部平行的，坐著才舒服。

坐好後，兩腳分開與肩大約同寬，注意腳後跟別動，兩腳尖往裡扣，扣好後，兩手心扶在兩邊血海穴上面（血海穴在膝蓋尖往裡擱上一掌靠近大指的位置，見穴位圖14）。兩手心扶在血海上（圖10）這時眼睛內視肚臍，思想也要想著肚臍，這是最關鍵。如果僅僅扶在血海上，眼不看

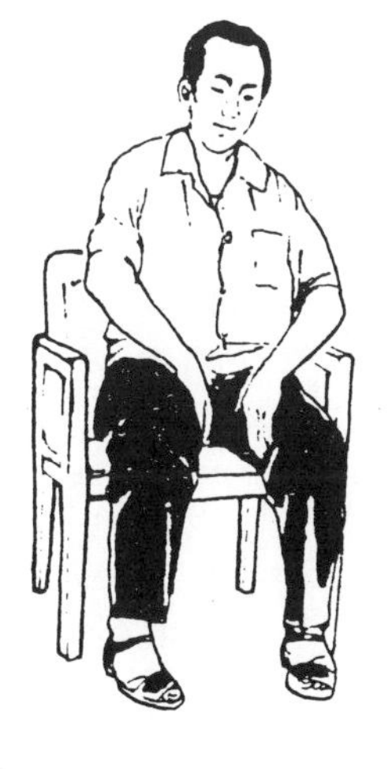

圖10

肚臍，意念也不想肚臍，功法就無效。

去年，有一天我乘便車上外語學院教拳，司機是羅馬尼亞人，他會說中國話，他們的翻譯跟我學拳。上車不久，羅馬尼亞大使夫人突然心臟病發作，臉色發白，嘴唇發紫，又沒有帶硝酸甘油。我叫司機把車停在路旁。請司機作翻譯，叫她兩手扶著血海，眼睛看著肚臍，想著肚臍。她照我說的做了，不到二十分鐘，臉色就變過來了，精神也好了。她高興的直向我合十，嘴裡還邊說著什麼。我問司機：她說什麼呀？司機說：「她說你是佛爺，剛才你教她做動作的話是佛語，她說她很感激佛爺。」

回使館後她把這件事情講給大使聽，說在車上遇到個中國佛爺，救了她的命，是救命恩人。大使很想親自見見我。不久，大使夫人帶著翻譯來找我，說他們國家出事了，他們馬上要回國，請佛爺再教給她點佛語，以便犯病時好念佛語治病。我說：不是什麼佛語，我更不是什麼佛爺。你把這個功法學會後，經常做做對心臟有好處。我說最主要的是多行善事，滿身正氣，邪氣不敢侵犯，就少得病。

這個功法之所以有效，因兩手心扶著血海，即內勞宮與血海穴相貼，動脈輸出的血與靜脈回流的血都很規律、很協調。心臟病發作常常是由於動脈輸出的血與靜脈回流的血不規律、不協調。這個功法的動作通過穴道的作用而協調了、正常了，心臟就不犯病了。所以，有心臟病的人不要等到發作時才做，每天都要堅持做，次數與時間都不限，自己做了感到舒服就行，這個功法不用收功，做完就完。

（三）養心功（主治心絞痛）

問 我有心臟病，偶爾有心絞痛現象，練什麼功？

答 心臟病發作的時候，血液循環不好，輸出與回流不規律。經常做養心功，可以通過意念想中衝穴，使血液循環正常。

●**動作如下：**

想自己的中指指甲蓋脫落非常疼痛，想其他指甲蓋脫落不管用，只有想中指的指甲蓋脫落才管用，因為中指是手厥陰心包經。中指指尖指甲蓋裡面的那點嫩肉叫中衝穴。你一想，連著的那麼一點肉的中指指甲蓋要脫掉了，會很疼的。等一會兒你的心肌就會收縮，輸出的動脈血，回流的靜脈血自然地得到調節。

要想多久呢？感覺心裡舒服就行了。如你心裡老不舒服，你就老想，用不了多一會兒就舒服了。

這個功法關鍵是要想中指指甲蓋脫落的那種疼痛感，想的時候不能大大咧咧地想，一定要想指甲蓋被掀開脫落的那種鑽心的疼痛滋味，如果你真的有這種疼痛感了，心肌才會收縮，心絞痛發作是很疼的，你想指甲蓋掉了比它還疼，十指連心，就起作用。

有心臟病的人，經常多練，可預防心絞痛發作。

問 我是心臟供血不足，心電圖幾乎不正常，一年多不能上班了，能練什麼功呢？

答 練補氣功合適。

（四）補氣功（主治心臟供血不足）

●動作如下：

兩腳站立與肩同寬，鬆肩墜肘，兩手抬到合谷穴與耳垂平（合谷穴在手大指和食指兩個骨節的交叉點，見穴位圖10）。人，十月懷胎成形後，頭朝下，在全息胚胎學中耳垂就是頭部的位置，耳尖是臀部，手足全拳在耳朵裡面，即在耳朵裡可找到身體相應的各個部分（所以有中醫的耳針療法）。合谷穴就是胎盤，它對正耳朵，就等於胎盤包著它。因為我們本身是由父精母血結合而成，因此，練功時還得意念想著自己的父母。

當兩手抬到合谷穴同耳垂平的時候（圖11），先想一下自己的父親，一想父親，左心室有反應了，即左乳頭有動感，父親的影子有了。然後想一下自己的母親，一想母親，感覺右心室有反應，右乳頭有動感，母親的影子也來了。這時你用意念想或者輕輕地說：父母和我在一起。父母的影子和自己的影子合在一起了。這時，中指就有一種蠕動感，中指發脹。你意念把中指當作雲頭，雲彩的頭往前走，三個影子隨著雲頭往前走，身體輕飄飄的。走多遠呢?感到中指氣微了才停。然後鬆肩墜肘，全身放鬆覺得懶洋洋似的，這時，動脈的輸出與靜脈的回流很規律，內氣就下去了。兩手下落，腳上的氣都灌到腿上了。這算一次，共做十四次。

這是什麼道理?心指一脹，中衝穴(中指尖)一有反應，左心室右心室裡的動脈「倏」地一下就上去了，這時，命門有感覺了，命門屬腎，中衝穴是手厥陰心包經。腎屬氣，心屬血，心腎相交，氣血調節一合，身上就有勁了。這個功法過去叫「九轉還魂」。所謂九轉，指的是自己的精氣神，父母親的精氣神，三個精氣神加在一起謂之九轉。還魂即有效的意思。

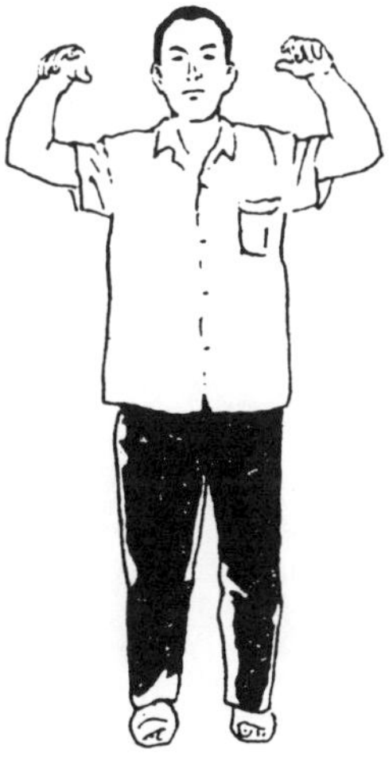

有心臟供血不足的，宜於早晚各做一遍，即十四次。效果很好。有些心臟供血不足的病人，臉上一點血色也沒有，嘴唇發紫，渾身乏力，做這個功法幾個月後，臉色轉紅，精神轉好。

沒有病的人，經常練練，能起到預防作用，對健身有好處。

附帶說一句：如從小沒有見過父母的，不知父母長得什麼樣，在這種情況下，可以以自

圖11

己的相貌代替，自己總是像父母親的。

（五）曲膝功、按內關功（主治心律不整）

問 我心律不整，常感到心慌、頭暈，心裡忙亂，胸悶虛煩，練什麼功法好？

答 治心律不整、心裡忙亂的功法有兩個，即曲膝功和按內關功。你不妨試試。

●曲膝功動作如下：

兩膝微屈，髕骨（膝蓋）尖不要超過腳尖，要落在五個腳趾指甲蓋根上。兩手鬆肩墜肘，肘抬平，兩手心相對，鼻子吸氣，感覺肚臍向後找命門，肚臍一蹩跟命門相貼（圖12），腳心手心都往裡吸，感到督脈從後脊背往上升，有這種感覺了，然後再呼氣，呼氣就是命門向前找肚臍，肚臍一鼓，一癟，各作二十一次。

這個功法的關鍵是膝蓋曲多少，這點很重要，不要大彎曲，有心臟病的人受不了，運動量太大，微微一屈，膝蓋尖落在腳的五個腳趾甲蓋根內就行。

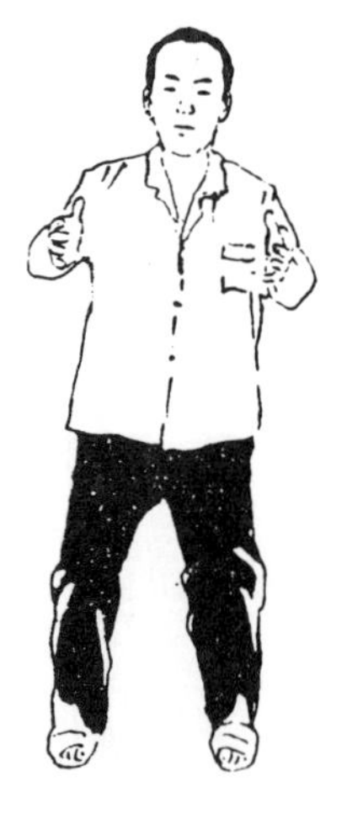

圖12

●按內關功的動作如下：

心裡感到忙亂時，左右手的大指交叉按內關穴（在腕橫紋上二寸，在橈側腕屈肌腱與掌長肌腱之間，見穴位圖6）。內關屬於手厥陰心包經，主治心律不整，休克，胸肋痛。

左手大指按著右手內關穴，右手大指按著左手的內關穴，輕輕按著就行，坐臥站立式都可以做，不用收功，心裡不忙亂了，感到舒服了，兩手就鬆開。

（六）坎椿功（主治心悸頭暈、胸悶心憋、手心發熱、盜汗乏力）

問　我的心臟沒什麽器質性的病，但經常心悸頭暈，心胸煩悶、自汗乏力，有什麽功法能增強體質，預防心臟病？

答　坎椿在氣功中叫「調坎塡離」之法，久練此功法不僅能溝通人身體的任督二脈，還可使衝、帶二脈轉動更為靈利，達到水火既濟，可治心臟、氣血兩虛各症，任脈督脈相通無阻，便可強身健體。

●動作如下：

取站立式，兩腳並立與肩同寬，腳掌平行，鬆肩墜肘，兩手抬起與肩同寬，手心相對中指相接，兩眼注視中指相接處，然後想著讓兩手中指慢慢地分開（圖13），意念想：「你們分開吧，分開吧。」分到有三指寬的距離時肚臍一鼈跟命門相貼，手心有離地感，這時就吸氣，氣由督脈從脊背上升。與此同時，意念想：「你們合上吧、合上吧。」雙手往裡合，肚臍自然往外鼓，氣就到腳心，一分一合算一次，男性做六次，女性做九次。

這個功法的要領就是在意念引導下，使兩手的中指不停地緩慢而均勻地觸而即分、分而即觸。

做的時候次數不限，做到身體微微見汗最好。

收功時兩手放鬆、自然下垂。

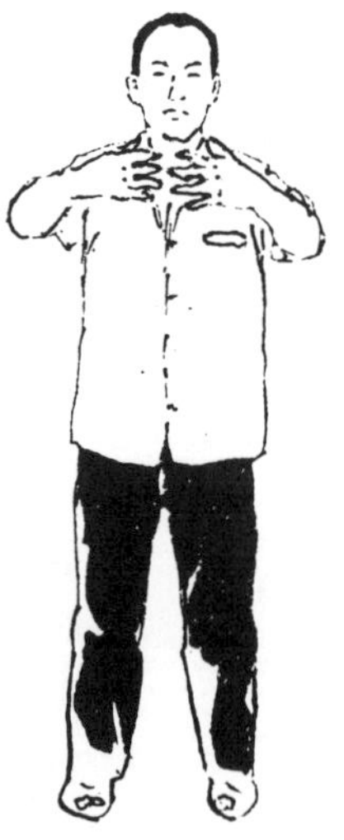

圖13

（七）大陵神門相交功（主治心跳氣短）

問 我有心臟病，但不嚴重，心電圖大多是正常的，但特別怕勞累，稍幹點活就氣喘，做什麽功法好。

答 做太陵神門相交功。

大陵、神門穴都在手腕的橫紋上。正中那點是大陵穴，靠小手指內側那點叫神門穴（見穴位圖6）。只要這兩個穴道左右交叉貼上，心臟的功能就由弱變強，動脈輸出的血液與靜脈回流的血液得到協調，有規律，心臟就舒服了。

●**動作如下：**

右手心朝下（陽掌），五個手指舒展開。左手心朝上（陰掌），同時，中指與無名指緊貼著。

然後將左手的大陵穴和右手的神門穴相貼，右腳在前（圖14），意念老守著它，心裡就舒服。接著，左腳在前，左右手動作相反，意念守著右手的大陵貼著左手的神門，反覆這樣做。

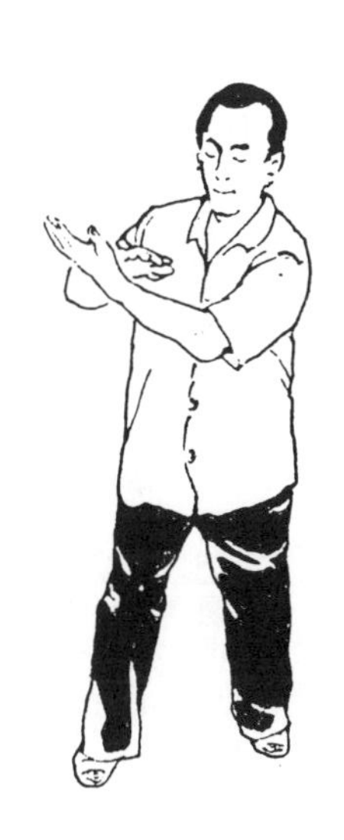

圖14

總之，下邊陰掌用的是大陵穴，上邊陽掌用的是神門穴，兩個穴道必須左右交叉對正相貼。這個功法治心律不整或心律過速。

另外，如上樓、跑步氣喘時，可將中指與無名指貼上，不留指縫，可以久而不喘。

（八）順臂功（主治胸悶憋氣、心絞痛）

問 我經常覺得胸悶憋氣，前不久，還犯過一次心絞痛，不太厲害，練什麼功法可以預防？

答 冠心病的種類很多，根據病情輕重，有的通過心電圖和其他體檢可確診為冠心病，有的雖有某些症狀，但時好時壞，還不能確診冠心病，類似這種情況，需經常鍛鍊，做一些適合自己強身的小功法，增強身體的素質，是大有益處的。一般說，治胸悶不舒，做順臂功最好。

●動作如下：

取站立式，兩腳分開，與肩同寬，注意肩井穴同腳心的湧泉穴要對正，成垂直線。全身關節、肌肉都要放鬆，然後抬起右臂與肩平，掌心向下，眼神向遠處看，意念想少海穴（大小臂一折，有條橫紋，這條紋通過手少陰心經，由小手指與無名指之空隙間往後走，走到紋裡就是少海穴）。這時，如果胸悶，就把氣發放出去，等到胸不悶了，再把氣吸回來。通過發放、吸收內氣來調節，氣一通順，胸就不悶了。

發放氣怎麼做法？黑眼珠看小眼角，意念也想著小眼角（眼睛靠耳朵這側謂之小眼角，靠近鼻梁這邊謂之大眼角）。守一會兒，氣從手的合谷、勞宮穴發出去，下邊是通過腳大趾，二趾間的太衝穴跟地氣相接。實際是病氣通過腳心的湧泉穴往外發走了。這時候，感覺胸不悶了，再將氣收回來。

怎樣收呢？將看小眼角的黑眼珠轉到看大眼角上，意念守著大眼角，這樣，氣就收回來了，是兩眼球氣通手心，氣從手心內勞宮收回來。發出的是病氣，吸收進來的是好的氣。吸氣的時候，切忌不要用兩隻手，只放在一隻手上，否則氣就不夠用（圖15）。

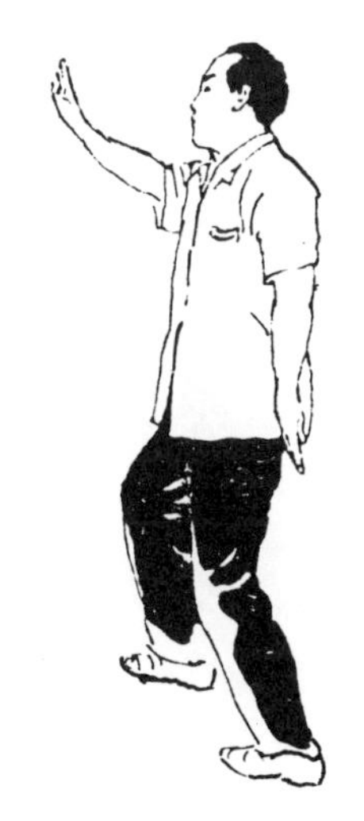
圖15

這個功法的關鍵是自己發氣、吸氣。動作做對了，立即就會感覺到的。吸收氣時，當黑眼珠一看大眼角時，就會感到手心往裡吸氣，有一種蠕動感。等到黑眼珠往小眼角看的時候，就會感到氣往外發。

做的時候，只要感到胸不悶了，就將氣收回來就可以了。

第二節　固　腎

腎是一個人的先天之本，生命的源頭，主藏精，促進生命的形式與成長；主命門火（即腎陰腎陽），宜藏不宜泄。命門火旺，腎氣充足，百病消除；命門火衰，腎虧，腎氣不足，會引起很多疾病，命門火一涼，人就死了。凡體弱多病、年老過慮、用腦過度，房事過密都可能引起腎虧，所以要注重固腎，使生命的源頭長旺不衰。

（一）搓腎功（主治腰背酸痛、乏力、尿頻、遺精、陽痿）

問 我經常腰背酸痛，腰腿無力，頭暈，夜間尿頻，遺精，出虛汗，冬天腰涼難以入睡。中醫說是腎虛，請問什麽功法可治腎虛？

答 像你的情況，不論病情輕重都適合做搓腎功，這是一個最佳的固腎之法，腎虛病人的良方。

●動作如下：

兩手攥拳，不要攥得過緊，也不能太鬆。四個指肚回勾手心，大指壓著就可以。手背保持平面，外勞宮穴對著兩腎（即兩個腰子，在命門兩側），左手背外勞宮對準左腎，右手背外勞宮對準右腎（圖16）。然後兩手帶動兩腎往一塊擠，擠完兩手鬆開，又再往一塊擠，即一貼一搓一擠，使兩腎往裡一合，這算一次，共做八十一次，搓到命門發熱為最好。

為什麼要做八十一次？還是《西遊記》上講的，唐僧上西天取真經，經過的洞口，九九八十一，洞洞有妖精。這實際是講八十一個穴道。還有中醫講的「難經」，實際是八十一種難治的病，叫八十一難經，所以做八十一次，取這個意。

做的時候，站、走、坐均可，但要求做的過程中動作不要中斷，一定堅持搓到八十一次為止，搓完就完，不用收功。每天做多少遍都行，次數也不限。

總之，無論有病無病，常搓腎，大有好處。腎氣一足，百病消除，無論是八十一「難經」還是多少「難經」，一搓腎，病就好。腰酸腿痛的，搓兩天就不疼了，因為腰為腎之府，腰痛與腎有密切關係，腎氣一足，腰就不疼。

●功法要領：

1. 搓腎時要加意念，想自己的兩腎往一塊擠，這是關鍵。如果不加意念，只是用手背搓搓，也會感到舒服，但這只是皮

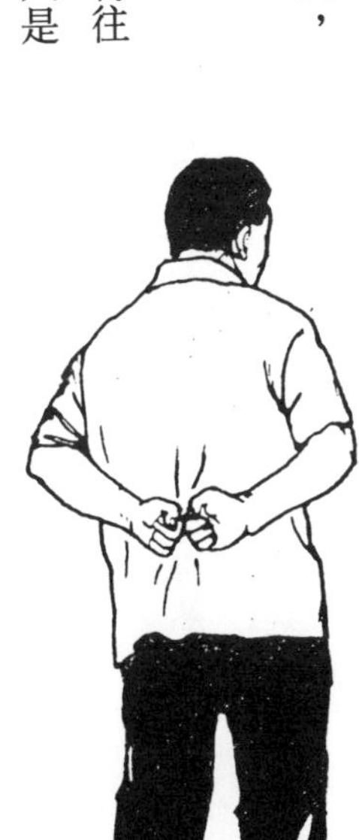

圖16

膚摩擦而已，收不到固腎的功效。

2.搓腎時，兩手背一定要對準兩腎，左手背要對準左腎，右手背要對準右腎，關鍵是對準後才往一塊擠，不是隨隨便便地左右來回搓這樣也不起作用。

3.搓腎時再累也要搓夠八十一次，中間不要停，目的是使命門火發熱，命門發熱，全身得益。

（二）滋陰補腎功（主治腳後跟疼）

問 經常腳後跟疼，尤其冬天疼得更厲害，有時，幹家務活站久了也疼，這是什麼病呢？應練什麼功法？

答 久站傷筋，冬天受寒也可以引起腳後跟疼，其病根還是因為腎虛、腎虧、腎水不足。腎屬水，排泄功能減退，湧泉穴排出的和回流的氣都不足了，氣接不上，腳後跟則疼。有的因歲數大，動得少了，身體虛弱了，也會引起腳後跟痛的。凡是長壽的人，都有個共同的特點，就是動，天天找點活幹，動作慢慢騰騰的也不在乎，生命在於運動，動比不動好，不怕慢，就怕站，講這些說明身上氣血通達的重要性，因為「不通則就疼，通則不疼」是有道理的。腳後跟痛是屬腎經不通，所以要使腎臟的功能增強，怎麼增強呢？可以練滋陰補腎功。

●動作如下：

人有內腎外腎，男女不同。男性外腎是兩睪丸，女性是兩乳頭，因此男女練這個功法時用的意念也不一樣。

男性兩睪丸通陰蹻陽蹻。陰蹻脈就是內踝子骨下面的照海穴（見穴位圖14）。男性用意念注意這點，想兩個內踝子骨，想照海穴，老守住這個穴道，這時內腎裡的氣往上走，氣就上來了。外腎是陽經的地方，叫陽蹻（見穴位圖12）。申脈是外踝子骨下面凹陷下去的這點，意念一守，自覺睪丸有往下降之感，氣就往上升了，可通內腎。

接著就是用手揉捏崑崙、太谿這兩個穴道（崑崙穴在外踝後方與足大筋前方的中間凹陷處，見穴位圖12；太谿穴在內踝後方與足大筋的中間凹陷處，見穴位圖14）。用左手揉右邊，右手揉左邊，用手指點完就往裡一捏，然後揉那兩個穴道。那兩個穴道通了，整個腳後跟就不疼了。

女性的外腎是兩個乳頭，做這個功法時先守膻中（見穴位圖4）。同時拿兩手心對著兩乳頭划圈，覺得乳頭與手心熱了，腳心也熱了，你想想手心，想想乳頭，氣就從腿往下走，一直通到腳，要守半個小時以後再揉捏崑崙和太谿穴。你可以試試，意念想想手心，想想乳頭，這時腳就會發熱。男子意守陰蹻脈，想半個小時，一會兒腳後跟就發熱。

想的時候有什麼順序嗎？有。先想內，後想外。先想內，它往上收，一想外就往上送，氣按十二經走，就能增強腎臟功能。

這種病男女老少都有，但病因不同，動腦太多也容易腎虧，這是一個方面，老年人一般是活動少了，體質弱造成腎虛。青年人腳後跟疼是性慾過度，過多地傷腎，因為腎是管全身的，腎氣傷多了等於入不敷出，收支不能平衡，總之，病因各自不同，但都可以做這個功法，每天早晚一次，腳累了，揉捏崑崙、太谿穴也很舒服。腳後跟疼的人除做這個功法外，也可以做搓腎功，這都是用增強腎功能來調節全身氣血的，都是從總根上治起，有病治病，無病強身。

（三）打水功（主治腎虛腰疼）

問 我動過手術後下肢經常發麻，腰疼，中醫說是腎寒，做什麼功法為好？

答 做打水功。

●動作如下：

取站立式，兩腳分開與肩同寬，我要再三強調，一定要十分準確地做到兩肩井與兩腳的湧泉穴成垂直線，只有對正了，才算真正是兩腳與肩同寬了。

重心放在兩腳之間，腰稍微彎曲，眼神看地下井口（圖17）。兩手交替提水，意念想著從井裡提上一桶水來，促使腰轉，兩腳分虛實，全身放鬆，見汗為止（圖18）。

有些打魚的，燒鍋爐的人，總是讓火烤著，水泡著，靜脈回流時受到損傷，練這個功法有好處。

動大手術後容易傷元氣，每天堅持做打水功，可使氣血旺，腎寒引起的疼痲狀況得以改善。

此法不用收功，練的次數也不限，可根據自身素質強弱來選擇。

（四）築基升陽法（主治陽痿）

問 我有陽痿、早泄，不大好意思上醫院看病，能否教我個治療這種病的功法。

答 築基升陽法。

●**動作如下：**

沐浴，毛孔擦抹乾淨之後，靜坐或躺

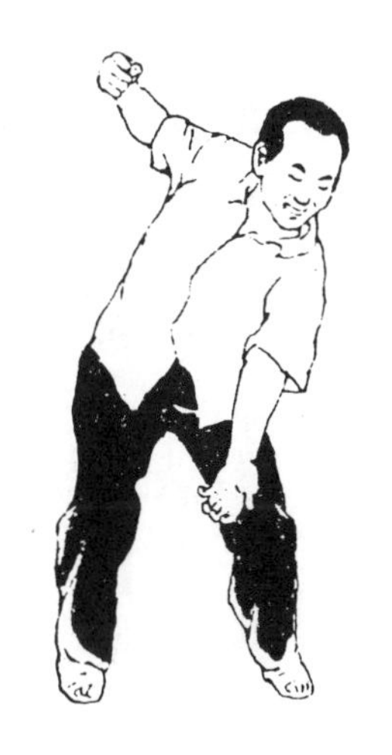

圖17

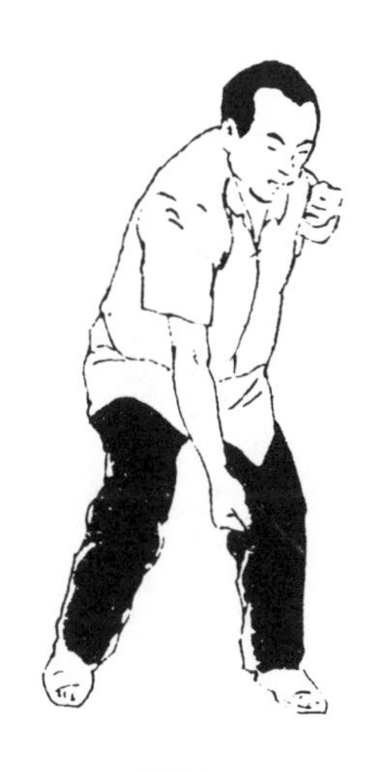

圖18

好。開始時是意念想會陰，一守會陰，百會穴就動，天門就開；接著想外腎（即兩個睾丸），氣到了睾丸往龜頭上送；然後再想命門（見穴位圖5），氣就往命門送。想會陰—想外腎—想命門，這算一次，一共做四十九次。

從前，有些江湖醫生在北京的地安門擺放紙包每天只放三個包，上面寫著：保你家庭和睦。包裡內容實際就是告訴你這個功法，因為那時候認為這是見不得人的東西，所以搞得很神秘，治療男性性功能不全其實很簡單，只要按照這個功法去練就會有效，做準確了，不用四十九次，陽就升起來了。

（五）點指功（主治腎虧氣虛）

問 去年我患乳腺癌，做了根治手術，化療時白血球下降到三、四千，吃過許多中藥，白血球仍然上不去，經常心慌頭暈，手腳冰涼，夢多失眠，腰背酸疼，中醫說是氣虛，因為傷了元氣。我吃人參想補補氣，又上火，嗓子疼，中醫說我虛得厲害，虛不受補，建議我練氣功，請老師針對我的情況教給功法。

答 元氣，來源於腎，腎是先天之本，主藏精，元氣是由精所化，所以叫元氣。元氣對人的五臟六腑起推動作用，即推動五臟六腑的功能正常活動，中醫講：「氣為血之師，血為氣之母，氣行則血行，氣滯則血瘀」。元氣虛弱，身體就虛弱。氣虛首先要補腎，可練點指功。它能起到補腎和治療氣虛的作用。

●動作如下：

自己拿大拇指的指肚的上部依次地點其餘四個手指尖。先是大拇指和食指點，然後和中指點、和無名指點、和小指點，就這樣，順序一、二、三、四地點。兩手同時做（圖19），這是什麼意思呢？因五

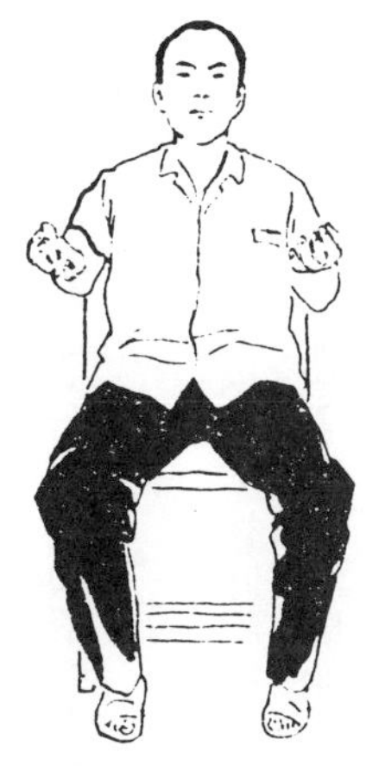

圖19

個手指通五臟，大拇指是代表肺，食指代表脾，中指代表心包，無名指代表三焦、肝，小指代表腎。這個功法通過點指可以自我調節五臟，對氣虛最好。我每天教拳，說話過多，傷元氣，經常做這個功法，很有效。手五指一動，身體裡面的氣也在動。三焦經、心包經屬手厥陰，跟命門相合，所以，氣通命門。

這個功法站坐臥，隨時隨地都可以做，不要使勁，輕輕一點就得，馬上分開又換一個點一下，兩指尖一合對心包經就有影響，你可試驗一下，你大拇指跟食指一點，大腸就在動。大腸俞在腰椎第十六節下面，十七節上面的兩側（見穴位圖5），大腸通的時候，大腸俞也在動，治便泌。大拇指跟中指一點，肚臍眼就動，就從命門突出來了，影響到心口窩上面的

氣在動，那叫心包，是心臟的包袱皮，你再點幾下，它就把心臟包起來了。大拇指跟中指一點，是調節心肺的。無名指是肝區，大指同它一點，通三焦，三焦在哪?是上脘、中脘、下脘（見穴位圖4）。小手指是腎，也是心。你的大拇指跟小指一點，心臟似有火辣辣的感覺，心裡有往下墜、兩腎有往裡合之感。

點指的時候，無需加意念，點點見汗為止，多做就能自我調節五臟，氣就不虛了。腎氣一足，百病消除。

（六）生死竅功（主治腎虧、聲啞）

問 我每天鍛鍊後感到聲音像堵在嗓子眼似的，一講話兩耳嗡嗡響，說話的聲音好像也嗡嗡響，休息一會兒就好，這是怎麼回事?

答 是中氣不足，每天鍛鍊不能過量，平時可做生死竅功。

●動作如下：

先讓自己靜一靜，坐好，想肚臍與命門，前後成一直線，左右兩側直線與前後直線交叉成「十」字。氣圍繞這個「十」字開始先右轉圈，即意念從肚臍眼朝前一寸處開始往右轉到右側命門。稍停一會兒，再從右轉到左側，向前到肚臍為一圈。左右側各轉十八圈。

做的時候，意念肚臍前伸三、四寸左右。意念想一想就可以，不要超過三、四寸，伸得太多會覺得抻得慌，感到不夠用，就不會舒服。肚臍眼不出來就轉不了圈，肚臍眼朝前伸，就是將中氣拉出來，如果覺得拉得遠了，就往後收一收，像抻皮筋一樣。一收就轉，稍停後再轉，共轉三十六圈。

這個功法主要治中氣不足，引起中氣不足是由於腎虛。對啞嗓、打嗝等症這個功法都可以治，打嗝一個接一個的，就是因為腎氣虛了。

為什麼起名為生死竅？肚臍謂之生之門，命門謂之死之戶，這功法是通過這兩個穴道調節氣血，故名為生死竅。早晚各做一次，時間不限，不用收功，做後感到舒服，氣足了就行。

第三節　舒　肝

肝主藏血，為人體活動需要及時輸送血液，提供營養，使大腦和其他器官得以充分發揮各自的功能。如果調節血量功能失常，人就將疲勞、衰弱以至百病叢生。

（一）手心擦地皮功與食指夠天功（主治肝火旺、肝區疼痛、肝鬱不舒）

問　我性子急，一不順心就愛生氣。一生氣肝區就疼，最初還以為得了肝炎，可是化驗各項指標均正常，B超檢查肝也沒有毛病，但肝區老是隱隱發疼？做什麼功法好？

答 首先不能動不動就生氣，氣傷肝。肝區的毛病屬於肝經氣閉，應該舒肝理氣，使之疏泄條達。可練手心擦地皮功或食指夠天功。你覺得哪個功法適合自己就練哪個功法。

●手心擦地皮功動作如下：

取站立式。兩腳站立要與肩同寬，做到左肩井對準左腳心的湧泉穴，右肩井對準右腳心的湧泉穴，反覆對兩三次，肩井與湧泉這兩個穴道自然就成垂直線，就是對準了，這個姿勢很重要，穴道不對準，氣不暢通，功法難以奏效。

這個姿勢做好後，左腳往前邁，膝蓋微微彎曲，右手往前伸。伸的時候意想著右手心，擦著地皮往前伸，往前推空氣。推多少？推到手背與鎖骨平為度，同時，右腳掌往後踏地（圖20）。收的時候，右腳向前靠攏，右手下落。然後右腳往前邁，膝蓋微微彎曲，左手往前伸，意念想推空氣，推到手背與鎖骨平為度，同時左腳掌往後踏地，動作同前（圖21）。

這樣左右交替反覆做幾次，使肝區舒適。這個功法的關鍵在於做好「伸」的動作，意念一定要想著擦著地皮往前伸，像推空氣一樣。擦與推的動作包含著一種力在內。

每天練的次數不限，身上微微出汗，感到肝區舒服就得。

●食指夠天功動作如下：

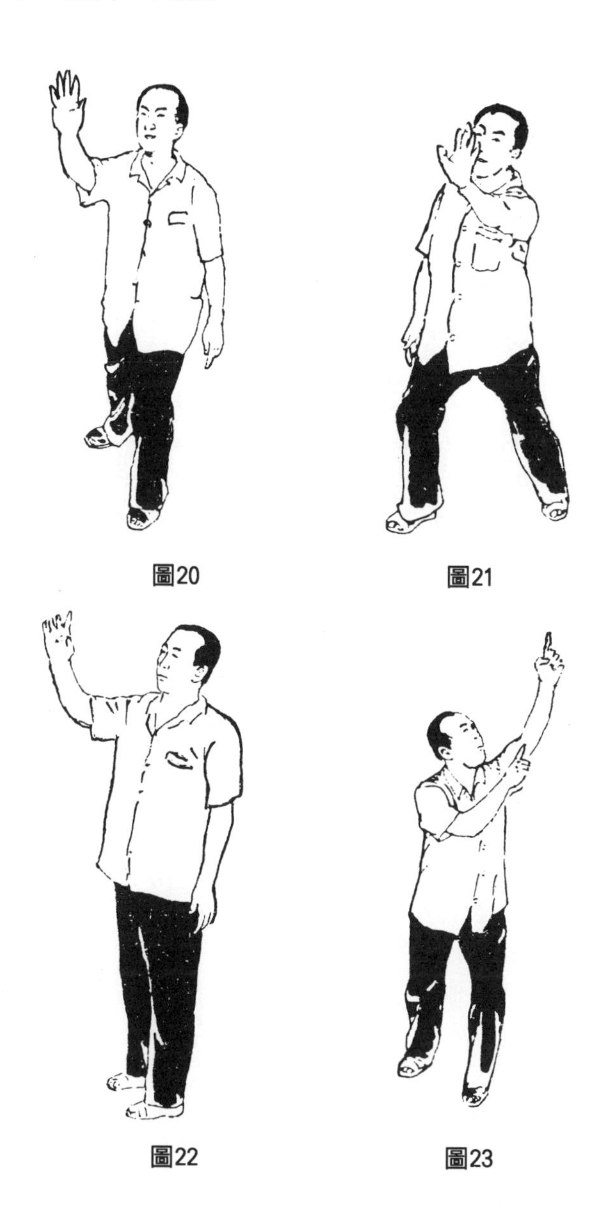

圖20　圖21

圖22　圖23

也是取站立式，兩腳站立與肩同寬，肩井與湧泉也是要對正成垂直線，這點同前面的功法要求相同。

右手大拇指稍節一屈，中指、無名指、小手指稍節、二節也一屈，手心回勾（圖22）。中指、無名指、小手指一捲屈，肝區就舒展。左手動作相同。

接著用右手食指點左手的少海穴（屈肘，在肘橫紋內側端的位置，見穴位圖6），一點少海，食指就發脹。它脹了，拿右膝找左肘，想食指夠天（圖23），上提，與上天之氣相接。即孟子說的：「浩然之氣」。這時，肝區非常舒服。左右手反覆做，感到肝區舒服了就收功。

收功時兩手下落放鬆就可以。

此功法的關鍵，左手食指點右手的少海穴時，右手的食指想夠天，往上提，眼神追食指尖，這樣，右手食指向上夠，左邊肝區才舒服。反之，也一樣。

（二）舒肝理氣功（主治肝鬱不舒、疲乏懈怠）

問 每次體檢，都說我肝大，有壓疼感，其他肝功能指標正常，但我常常感到周身疲乏，懈怠多憂，早晨起床後精神好，肝也不疼，下午比上午差一些，一到晚上隱隱作疼，很怕上班擠車，趕車跑路，覺得累得不行，肝區又脹又疼，能否教給我個功法，能改變這種狀況？

答　肝區、肝臟有毛病，夠得上肝炎或者夠不上肝炎的，主要是以舒肝理氣為主，可做舒肝理氣功。

●動作如下：

做這個功法，面向正東方向，東方屬甲乙木，肝是屬木的，所以要面向正東。肝氣以舒展為主，氣以直養而無害，勁以曲蓄而有餘。

開始立正站好，鬆右肩，墜右肘，右手自抬，右手食指抬起和右眉稍平，意念想合谷穴，手輕輕地繼續上抬。抬起以後，把手心轉向正東，把三個手指──食指、中指、無名指比作無線電或電視機的天線（圖24）。

意念想食指指尖接天體之氣，怎麼才算接上了，開頭就覺得飄輕飄輕，由飄輕轉為手指頭發脹，這樣，就是接上了。接著想中指，也同食指一樣，手指頭一發脹就行，再想無名指，三個手指都脹了，同時往上空無限遠伸，把左手自動帶起來（圖25）。注意不是有意去抬左手，是意

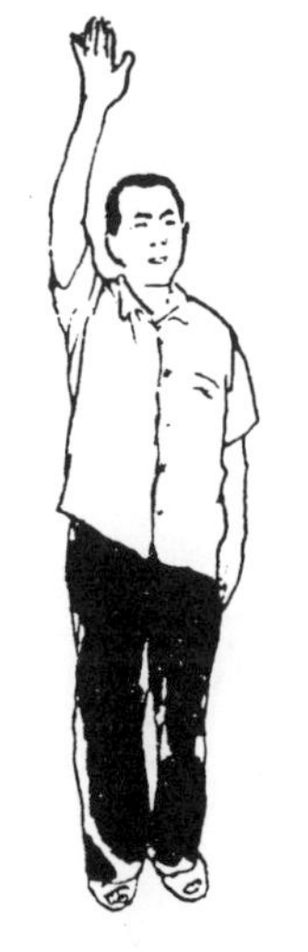

圖24

念想著右手指尖往上空夠，左手自然地被帶動抬起來的。左手的大指甲蓋對正心口窩，前後對正。左手手心朝下，想著食指、中指、無名指向前面平著接氣。食指一發脹想中指，中指一發脹想無名指，這時三個手指都發脹後盡量往前伸。伸左手時，體重逐漸移到右腿，往右腿上坐身。這時，右手往上起，把左腳伸出，身體要立直，左腳伸出，腳跟著地，腳尖翹起朝天，和左手心上下對正。

這個姿勢做好後，左手往前一伸，右腳就吃力，身體往下坐（圖26）。右手一伸，左腳就往前伸，按自己的體質強弱來定，一直站到身體微微出汗就收功。

●收功的動作：

意念想上邊的手，手指、手心向上，

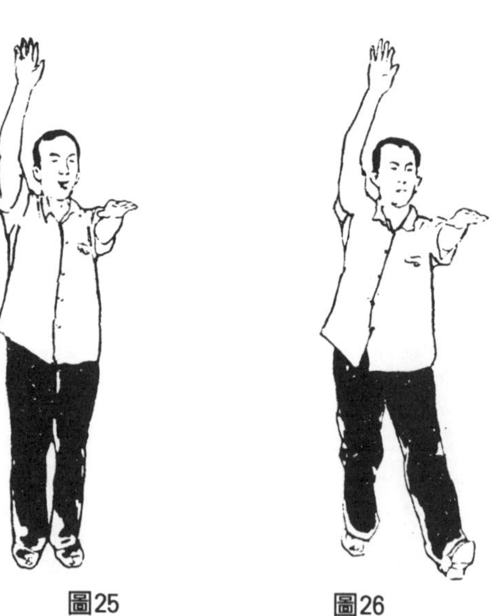

圖25　圖26

向前、向下落，右手下落與左手相平時，左膝前弓（彎曲左腿，圖27），手還往前伸，右腳跟離地。右腳尖虛離地面時，兩手左右分，把右腿自動帶上來和左腳靠攏，然後兩肩放鬆，兩肘放鬆，兩手放鬆，手自落，稍停。鬆肩墜肘，意念想兩手的中指摳著肚臍邊緣，手心扶著天樞穴（肚臍旁開二寸，見穴位圖4）。

把肝區的氣舒展開，將少海穴貼一貼章門穴（肋骨第十二根上邊，第十一根下面，見穴位圖4～2），不用貼得太緊，肝區的氣就輸送上來了。然後想想天樞穴，即手心所貼的位置，手往下滑。一想手心，手就停。剛停住，一想天樞，手又自動下滑，如此反覆想三次，手滑到小腹下面，手腕一鬆，兩手自落。落下後還要做

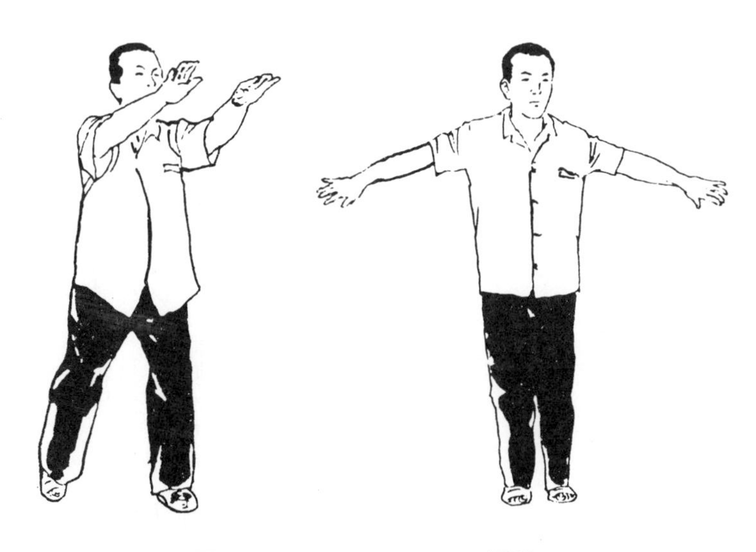
圖27　圖28

扒水的動作，水生木，使木得到滋潤，肝氣就舒展了。

●扒水動作：

鬆肩墜肘，兩手自動抬起，手大拇指甲尖朝天。手翻轉，手心朝外小指甲尖朝天，其餘兩手指尖往前伸，然後兩手扒水，把水扒到身背後，用這個水來撞命門。一想到撞命門，腳跟就離地（圖28）。等落下來時，兩臂放鬆，反覆做三次，想想兩手、兩肘、兩肩、兩胯、兩膝、兩足就可以散步了。

第四節　理　肺

肺主氣，司呼吸。食物之精氣與體外之氧氣會於肺中，吐故納新，並由肺入心，輔導心臟維持血液正常的循環。肺需清潤，以完成其在人體中通調水道的作用。

（一）你追我跑功（主治氣管炎、哮喘）

問　我有氣管炎，趕公共汽車走得稍快點，就上氣不接下氣，家又住在五樓，每天上下樓更是氣喘吁吁，氣不夠用似的，非常辛苦，有沒有治喘的功法呢？

答　有氣管炎的人，哮喘厲害的人，不妨試試練此功。

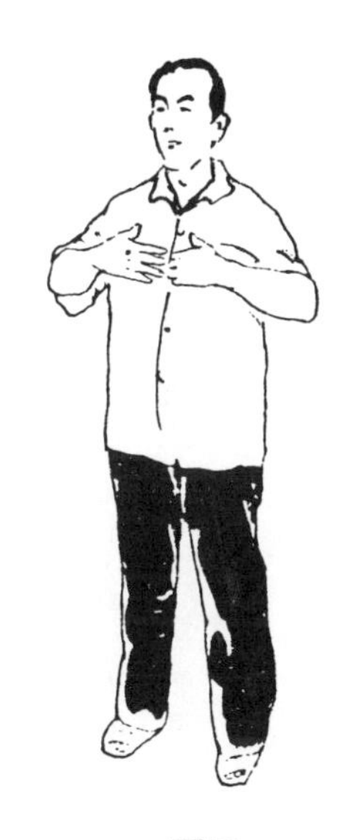
圖29

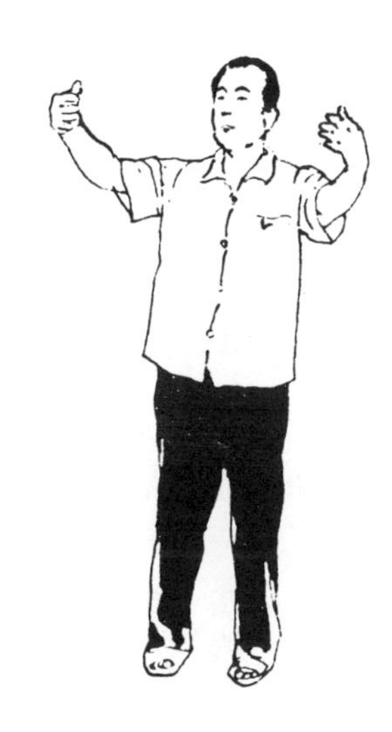
圖30

●動作如下：

取站立式。兩腳站立與肩同寬，鬆肩墜肘，兩手中衝穴扶著膻中穴的位置（中衝穴在兩手中指指甲蓋貼著的那點位置，膻中穴在兩乳頭連接線的中點處）膻中穴的穴性是調氣降逆，解鬱寬胸。

意念用兩手心內勞穴與兩乳頭相貼（圖29）。乳頭不要躲要追手心，手心往外跑，乳頭往外追，而手不要讓乳頭追到，手老跑，跑到十指指尖跟耳朵齊，到角孫穴為止（角孫穴在耳尖上方髮際內）。總之，手心跑到哪，乳頭就追到哪。

兩手這樣張開後（圖30），想一下手背的外勞宮穴，兩手就合回來了。合回來中指到乳頭時，不要想著貼。意念老想著乳頭追手心，手心就跑。這樣一開一合為一次，反覆做十四次。

一開一合的動作，使手太陰肺經的十一個穴道，即雲門、中府、天府、俠白、尺澤、孔最、列缺、經渠、太淵、魚際、少商全都開了。肺活量自然增大，經常這樣做，很快能見療效。內勞宮屬於手厥陰心包經，是供血的穴位。有時心裡感到疲倦，兩手一攥拳，精神一來，疲勞就消失了。讓兩手心內勞宮穴貼乳頭，是通過穴道調節氣血。

●要領：

用意念引導動作，叫以意行氣、也叫意到氣到。比如手心往外跑時，一定要想著乳頭追上來，趕緊跑，要含這個意念。

（二）清肺功（主治肺葉不張）

問 我有氣管炎，肺葉不張，練什麼功法？

答 清肺功效果不錯。我先講個病例。前幾年，東北鞍山有個病人姓孫，他患肺癌，從鞍山來找我，一進門給我磕頭，臉色不正，黑的像地皮，病氣臭得薰人，腥臭腥臭的。他進屋不久，我跟老伴被薰得坐不住了，不知是一種什麼味。一般說，病人身上都有病氣，重病的人病氣更重，氣味難聞，他走後，我在屋裡點了好幾天衛生香，病氣才沖散掉。就這樣一個重病人，現在簡直變成另外一個人似的，臉色也變好看了，肺癌也好了，病氣也沒有了。現在他在鞍山教拳，練小功法，他告訴我：清沛功治肺葉不張效果很快。

這個功法簡單，主要是後谿、章門、少商這三個穴道。我先把這個穴道的位置講一講，弄準確後再加意念。

後谿——半握拳靠近小指邊第二條橫紋處就是（見穴位圖9）。後谿通督脈，能治很多種病，是人身上重要穴道之一。

章門——肋骨下面有兩根軟肋，用手摸不著的，章門穴在人身上第十一根肋骨上頭（見穴位圖4～2）。是足厥陰肝經，胸背腋肋疼痛，閃腰岔氣都能治。

少商——在大拇指指甲蓋旁邊一個韭菜葉寬的位置（見穴位圖10）。少商穴是屬手太陰肺經，主治呼吸衰竭、發燒、昏迷等病。

●動作如下：

將左手的後谿穴放在左章門穴上，兩個穴位相貼，意念想左手的少商穴摩擦地，不是真的用大拇指的少商穴摩擦地，而是用意念想，實際上大拇指沒有貼著地，左手手臂伸直，低於肩，與腋下一個拳頭的大包穴平為度，左手到了這個位置，你就老想著少商穴來回地摩擦地，不是搖幌手，是少商穴來回伸勾擦地（圖31），這可以治右邊支氣管炎，肺葉不張。

反之，如果左邊支氣管炎、肺葉不張，就用右手做上面的動作，動作是一樣的，即右後谿放在右章門上，意念想右大指少商穴摩擦地。肺葉不張就是肺細胞沒有張開，有粘膜，練

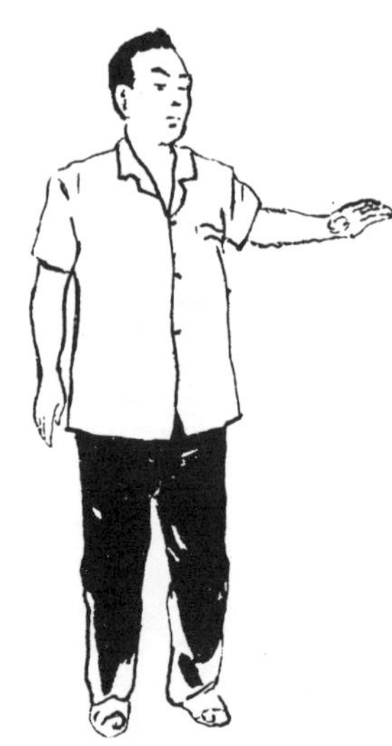
圖31

這個功法，一想少商摩擦地，肺細胞就張開了。總之，左邊肺部不舒服，就左手少商摩擦地，來回伸勾地動，右邊肺部不舒服就右手少商動。關鍵是意念一定想著摩擦地。這功法過去叫「三魂七魄」，現在叫清肺功。

練習的時候連續做幾次，感到肺部舒服就得，不用收功。

每天練的次數、時間不限，根據自己身體情況而定。

（三）舒氣功（主治胸悶、心煩）

問 我經常胸悶憋氣，心裡虛煩，尤其陰天氣壓低的時候，胸口悶極了，好像氣不夠用，非常難受。其實我心、肺都沒有毛病，就是胸悶讓人不安，醫生建議我練氣功，請教我功法。

答 可以練舒氣功。這個功法原來叫開天門。所謂天門就是小孩的囟腦門，即嬰兒降生後頭頂噗通噗通跳動的那個位置。人長大以後，就看不見跳了。練這個功法就是讓囟腦門跳動，囟腦門一開，感到心花怒放，就不會悶氣了。

●**動作如下：**

兩腳分開與肩同寬，兩手手心摸著陰陵泉（屈膝、脛骨內側髁下緣凹陷處見穴位圖14），往外撥，不要使勁。手一撥，加意念想想陰陵泉穴與手心緊貼，肚臍就癟。肚臍一癟，囟腦門就動。隨之，兩手

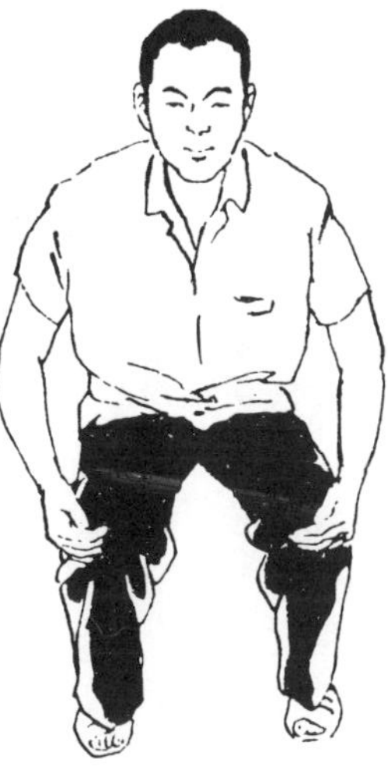

圖32

抱陽陵泉穴（屈膝，腓骨小頭前下方凹陷處，見穴位圖12）就是用兩手心扶著陽陵泉穴往上抱（圖32）。意念將身體往上抱起，隨之肛門括約肌一開，囟腦門就動，全身發熱，熱乎乎的，天門全開了。

這個功法經常練，真正掌握了，日子長了，不僅不感到憋氣，還可以返老還童，覺得自己的囟腦門也噗通噗通地跳動了，實際是裡面的機能在改變，這叫天機。也就是原來的機能在增長。

練功練到微微出汗為度，不用收功，練完就完。每天練的次數可根據自己的體質來定。

（四）鳥翔功（主治氣管炎）

問 我有支氣管炎，也不算厲害，只是冬天常犯病，有什麼功法可預防氣管炎發作？

答 治氣管炎的功法很多，你可試試練鳥翔功。顧名思義，這個功法的動作像小鳥飛翔一樣。

●動作如下：

取站立式。開始時，有意識地將衣角拎起，這是什麼意思？這個動作使你五個手指有撮攏之意，這是活動兩個肘骨梢的，實際是膀子，兩手背是小鳥翅膀，五個手尖撮攏一起，就是鳥翅膀的尖。背後面肩胛骨這一塊就是翅膀的根，將它帶動起來。兩手抬多高呢？高不過耳垂，低不過肩（圖33），到了這個高度後，慢慢鬆鬆腰，輕輕邁步，走的越慢越輕鬆越好，有肺病或支氣管炎的人，不要使勁，就像跳舞的人那樣兩手拎起裙子，輕盈地邁步，腰是鬆的。經常多練，氣管炎很快能好。

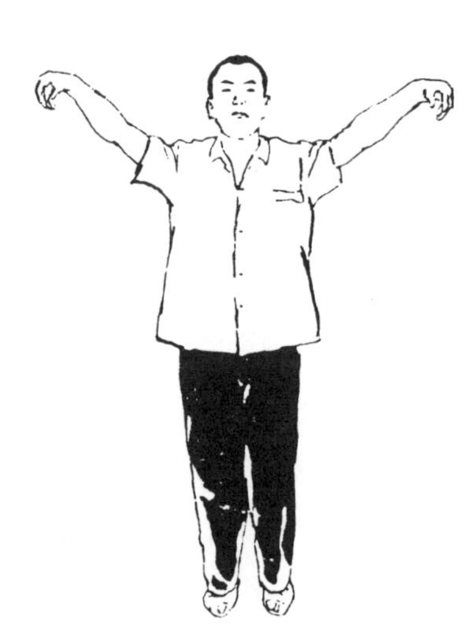

圖33

此功法不用做收功的動作，動作做完即可，次數也不限。

（五）泳動功（主治氣管炎、胸悶、胸膜炎）

問 我的氣管炎好了以後又得了胸膜炎，胸悶憋氣，做什麼功？

答 做泳動功。

●**動作如下：**

眼看遠方目標，意念想著前面，四周都是水。兩手交替著扒水，向遠方目標前進，練到微微見汗為度。

全部動作就像游泳似的，這是在空氣中游泳，自由式的游泳，手來回舒展開，一手臂向上，一手臂向下，隨著左右手的起落，頭擺向左右（圖34）。回頭看時眼

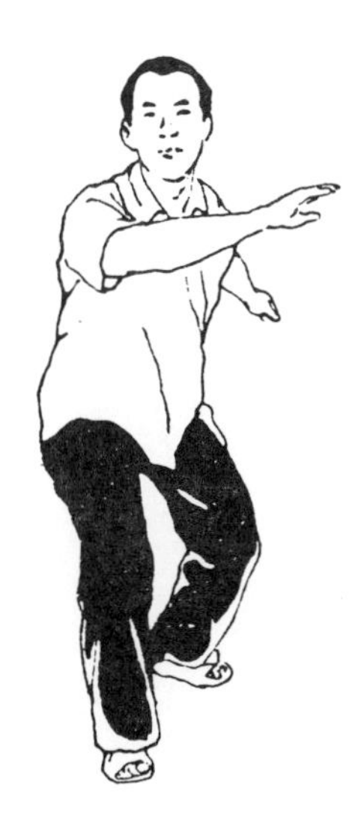
圖34

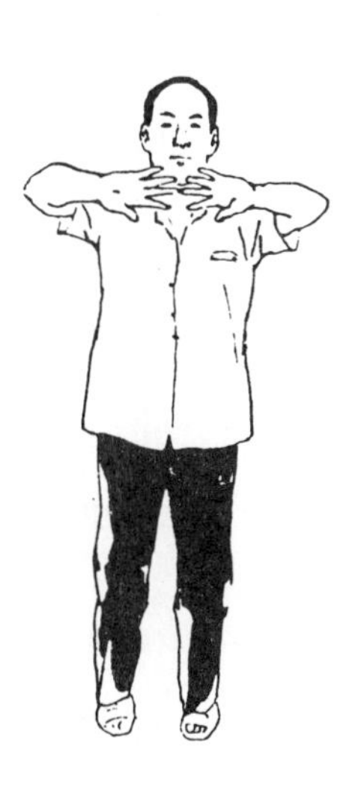
圖35

神往外看，手腳一起追眼神，一拉開，心裡就很舒服。

這個功法不僅能治胸膜炎、胸悶憋氣以及氣管炎，還可以陶冶性情，越練越舒服，心花怒放。

（六）離椿功（主治咳嗽、氣喘）

問 治氣管炎，咳嗽，氣喘的還有什麽功法？

答 治療這方面疾病的功法很多，再介紹一個離椿功。

●動作如下：

1.取站立式。右腳往前弓步，尾骶骨別超過內踝子骨，跟照海穴（見穴位圖14）相對為度。對好後這為跟，叫陰蹻脈，腳不要移動了。

2.兩手十指相對，先是中指相接，然後食指相接，中指分開，然後大拇指相接，手心朝下，食指分開；然後食指相接，大拇指分開；然後中指相接，食指分開，手心朝外（圖35）。這樣做是調節腹部。

3.想以上動作時，意念想著手心有東西，然後想脊背，脊背有東西了，又想手心，手心有東西了，再想脊背，就這樣來回地想，想手心一次，脊背一次，這算一次。男子做六次，女子做九次。

這個功法的關鍵：手指相接時想脊背，要用意念真的去想，脊背是什麽，是轆轤關，也叫夾脊關，一想夾脊，手就有勁，全身都有力量，使呼吸器官舒張與收縮得到調節，肺部的呼吸就舒服了，就不喘了，但不要去注意呼吸，讓其自然地使舒張與收縮達到平衡。

（七）繞指功（主治哮喘）

問 我有肺病，喘得厲害，一到冬天更厲害，喘咳不停，痰很多，練什麽功法最好？

答 練繞指功。為什麽叫繞指功呢？是圍著大拇指轉，大拇指代表肺，手太陰（肺）經的十一個穴道中，很多穴位是管呼吸系統的病的，比如天府穴（手臂對著鼻子一貼處就是，見穴位圖4），經常揉揉它，就能治氣喘不舒、胸悶、鼻竇炎。手太陰肺經十一個穴道中最後一個叫少商穴（在大拇指端內側，距離指甲蓋一分處，只有韭菜葉寬，見穴位圖10）。這個穴道是繞指功的主要穴道。

●動作如下：

兩腳站立，全身放鬆，左手手心向下，大拇指張開，意念想少商穴好似貼在地面，手抬的高度與膻中穴平（膻中穴在兩乳當中）。大拇指作軸，膻中穴繞著大拇指轉（圖36），大拇指好像圓規的圓心一樣，固定的。膻中像一個點，身體圍著大拇指轉，意念老想著膻中，膻中屬血，大拇指（少商）屬氣，血屬陽，氣屬陰，氣、血不能分開。以少商穴爲軸，膻中穴圍繞著軸後退著轉，形成血追氣，氣躲血又躲又追。這樣身體倒轉七圈，轉完後換過一邊再倒轉七圈。

經常練，可使任下督升，任脈督脈一通身體就會好。

每練一次，一定要做夠左右倒轉七圈，至於練多少次，由自己體質而定，感到肺部舒服為度。

（八）蜘蛛轉圈功（理肺、養肺、氣息平和）

問 我的肺沒有毛病，但常常胸悶氣短，呼吸氣促，練什麼功好？

答 可以練蜘蛛轉圈功，又叫四柱轉圈功。《西遊記》裡講有個盤絲洞，裡面住著個蜘蛛精。蜘蛛織網，

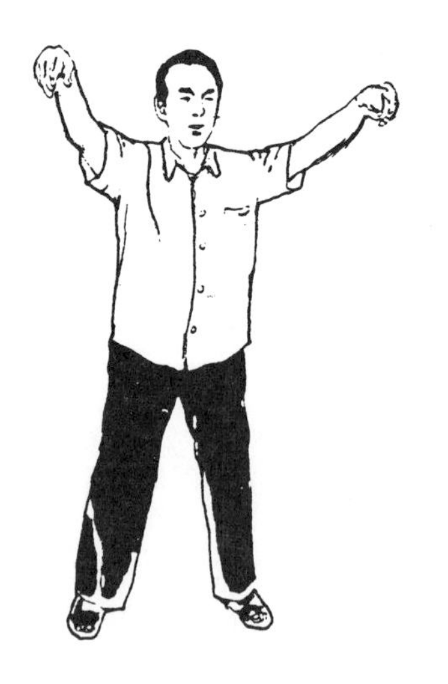

圖37

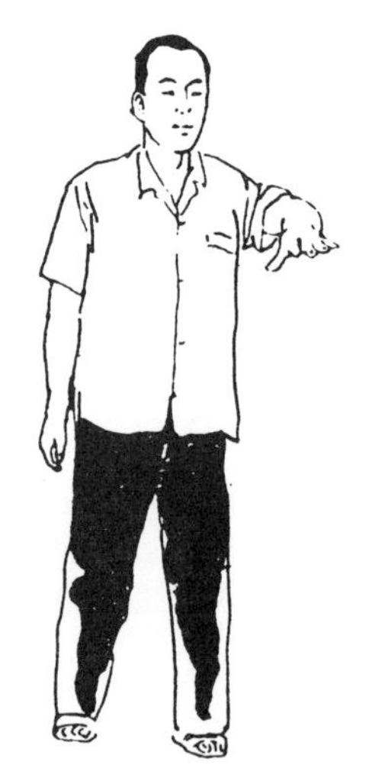

圖36

先把四柱掛好，然後在裡面轉圈吐絲，這個功法取這個意。做動作前兩腿分開，兩手高舉，右手腕與左腳對稱，左手腕與右腳對稱，這叫立四柱（圖37），然後在四柱當中轉圈。轉到四十九圈後，裡面的蜘蛛就動了，在人身上，蜘蛛就是肚臍和命門。想一想肚臍，再想想命門，體內之氣則自動圍繞肚臍自內向外形成一個個圓圈，想四十九次，此時四柱間便佈滿以肚臍為中心的由氣形成的圓圈（蛛網）。這樣做後，身體內的肺細胞都得到清洗，肺病的七種類型都能通過這種鍛鍊得到調理。

●動作如下：

作功之前站好後先咳嗽一聲，一咳嗽，性宮便有反應，性宮即左乳房左乳頭，這些地方會動一下。然後左腳自動向前邁出，右腳也會自動跟上，性宮後面的肺俞也有反應了，就停。

接著想右手的食指、中指、無名指奔向左氣衝（氣衝穴在小肚子的兩下角，穴位圖4），右手三指由氣衝往上提，提到左乳頭，經鼻準穴向右到右頭維（即鬢角處）繼續往上，好似攏住那個網往上帶一樣，實際就等於蜘蛛在吐絲，要含這個意。三指到右頭維時盡量往外伸，伸到極點，左腳就往外伸，右手和左腳交感呼應（圖38）。

右手做完換左手，動作如前，姿勢相反。左右手都做完後，變成右手往上提。左腳抻；左手往上提右腳抻，四柱就平行了。這時，意念開始想裡邊的圈：想命門、肚臍癟到極點（意念肚臍與命門緊貼），再想肚臍，命門向前貼到肚上，則肚臍一鼓，這算一次。想命門時，兩手心往上提，肚臍癟。一想肚臍時，命門往前追這又算一次，一共做四十九次。這個圈是由裡到外，由小到大，想四十九次後覺得全身很舒服，氣息平和，肺部特別舒暢。轉完四十九圈就收功。

●收功動作：

想少海穴手自落，同章門穴平行，這時兩肘成水平了，想兩手心的內勞宮穴和兩手背的外勞宮穴，意念在兩個穴之間穿進一根小圓棍，從外面穿，一直穿透。憑自己的想像，兩手的內外勞宮穴套在圓棍上來回輕輕地蹭，有種快感產生，想像內外勞宮穴孔的大小，與棍的粗細能產生這種快感為宜，手心老有一種蠕動感。

想手背外勞宮穴，兩手就自動往裡合，合到極點時，中間有很強的氣感。然後

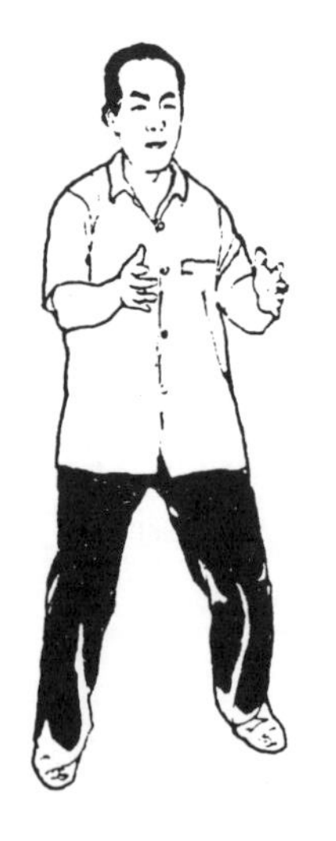

圖38

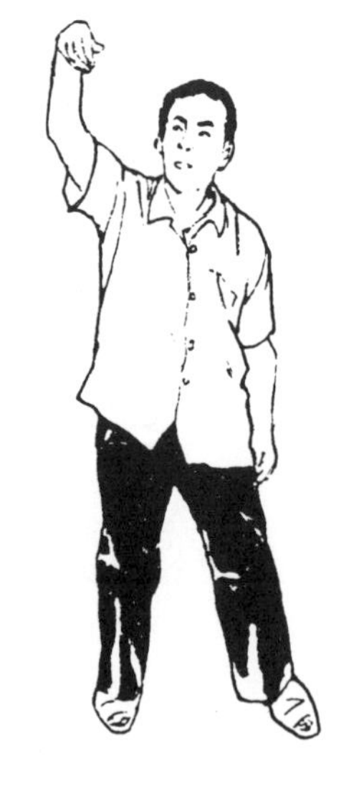

圖39

想手心內勞宮穴，手自動就往外分，此時會有一種舒服的感覺產生，這時腿上都很吃力（圖39）。收的時候，使合谷穴（屬火）把這根棍「燒」化，化成水。即兩手往裡一合把這水往神闕（肚臍眼）裡收（圖40），左手心捂肚臍，右手心捂著左手背，想命門，肚臍一癟左手心就追，不讓它突出來。外邊的手也往裡擠，擠的時候感到憋氣，憋不住了，肚臍盡量鼓，外面還照樣擠，一會兒命門就熱。目的是使命門的水變為命門的火，好讓它有股熱力，覺得熱得厲害。

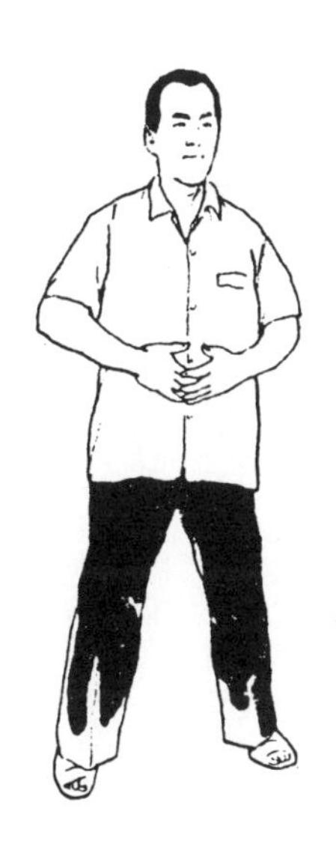
圖40

就想想兩胯，兩手自落，鬆手腕就可以散步了。

第五節　健脾養胃

脾為後天之本，主運化，幫助腸胃消化水穀，吸取精華，輸送到心肺至全身，上供心血的再生，再不致外溢，使肌肉豐滿，四肢健壯，唇色紅潤。脾主運化、主升，胃主受納、主降，一納一化，一升一降，相輔完成食物營養的運化過程。體虛久病者，特別要注意健脾益氣，以補「後天」。

（一）上舉功（主治脾胃虛弱）

問 我脾胃不好，吃不香、睡不好，面黃肌痩，未老先衰，請問做什麼功法？

答 健脾養胃的功法很多。這些功法的作用是使你脾胃運化正常，人就能吃能睡；人只要能吃能睡，就不易生病，臉色也好看了，精神飽滿。下面介紹一個功法——上舉功。

在做功法之前要掌握兩個要點。

調理脾胃需要往上舉，指的是臂部要往上舉。腳大拇趾指甲蓋的側面如一個韭菜葉寬窄處，是足太陰穴，走脾經。腳大拇趾指甲蓋的後方有幾根毛處為大墩穴，走膽經。做這個功法的姿勢時，要使右腳和左手心必須對正，右手提起（圖41）提到右手腕陽池穴與鼻準穴平，然後腳上來要虛，身體產生一種彈力，彈力產生才起作用，它是很主要的一點（圖42）。然後手舉過頭頂，五指托天，重心在右腿，左手心跟右腳大拇趾指蓋的大墩穴對正，這時候大墩穴起很大作用，腳大拇趾指甲蓋後方幾根毛往上立，跟手心能接上，想著手心要找那幾根毛，那幾根毛接手心，這時脾臟裡就產生動感。

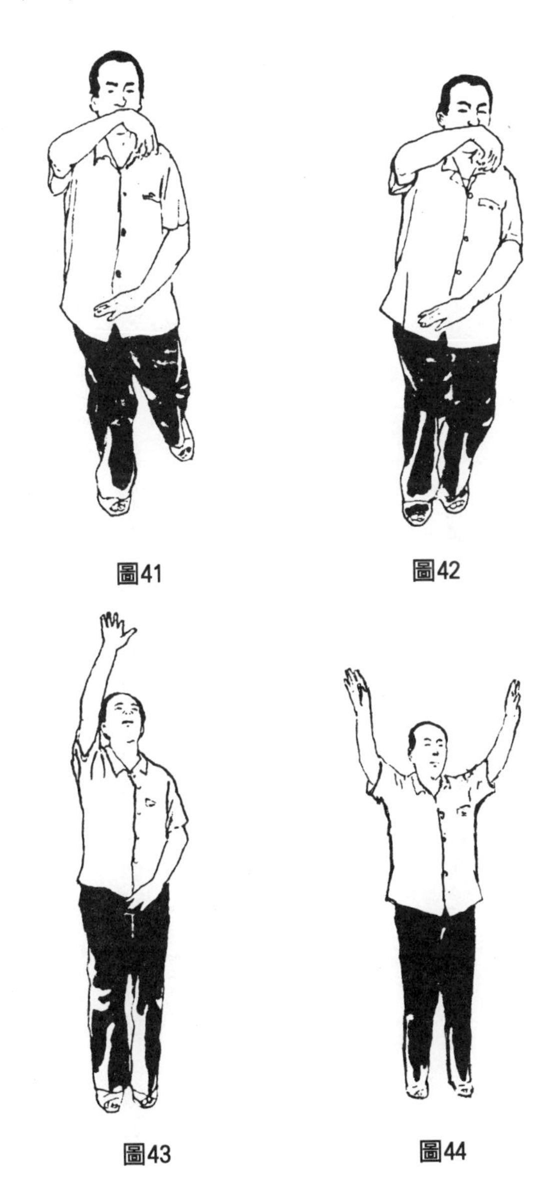

圖41

圖42

圖43

圖44

另一個主要點是鬆肩墜肘，鬆肩氣到肘，肘沉氣到手，右手心舒張，往上舉，舉到頭頂上方，眼神順大拇指、食指連線的中點（虎口正對此中點）仰視上空，使手心追眼神，腳後跟自動離地之感（圖43）。

掌握了上面兩個主要點後開始做功法動作：

立正站好，兩腳靠攏，然後鬆肩墜肘，手輕輕自抬，抬多少不要管它，輕輕起，然後想想大陵穴（見穴位圖6）手指就軟了，兩手十指向肚臍集攏，想神闕穴，十指成十金勾伸進肚臍。想想陽池穴（見穴位圖6），陽池穴朝前，朝下，朝後，再往外分，陽池穴朝天，手往外甩，將臟腑的病氣甩到上空，甩多少是多少，順其自然（圖44），病氣離身，心情愉快手自然落下。

（二）轉腰功（主治脾胃失調）

這個功法也是健脾養胃的，比上面講的上舉功動作簡單，易於掌握，但效果也是好的。

●動作如下：

取站立式。兩腳與肩同寬，肩井對準腳心，同湧泉穴成垂直線。意念想合谷穴（大拇指、食指張開，以另一手的大拇指關節橫紋按在虎口上，在大指尖端到達的位置，謂之合谷，見穴位圖10）。兩手合谷穴向左轉腰，右合谷穴對著左章門，左手合谷對著左京門（章門穴在左肋第十一根下面第十二根的上面中間，對著後面的是京門穴，見穴位圖4）。對正後再轉正，稍停，然後向右轉，左手合谷對著右章門，右邊的合谷對著右京門（圖45）。

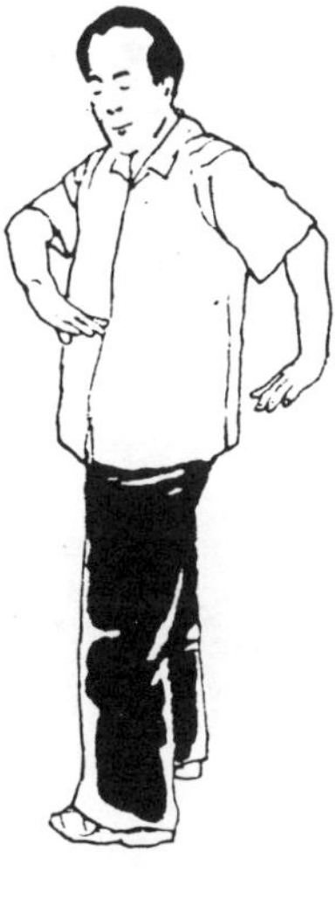

這樣反覆地做，沒有次數規定，轉到中間稍停，緩衝一下，使命門火發熱，可以延年強身。人的脾胃很重要，脾臟是帶脈（腰間），人的脾胃一倒，身體就弱，剛幹點活就感覺累，總是想躺著，越躺越軟，體質越差，天天堅持做這個轉腰功，健脾養胃，能吃能睡，命門火常常發熱，身體慢慢就會健壯有力。

圖45

●要領：

1.練功時穴道一定要對正，以意導氣。合谷穴的穴性是調氣和血，章門穴的穴位是理氣舒肝，和胃定痛。穴道準確對正，就起作用。

2.轉腰不要限定次數，根據每人體質強弱可多可少，只是身上微微見汗就可以，不要練到出大汗，這點要注意。

（三）戊己土功（主治胃寒疼痛）

問 我有胃病，吃了生冷的東西，胃疼得厲害，夏天也不能吃冷食，冬天受點涼胃馬上就疼，出門要戴大口罩，怕吸進涼風胃疼。胃一疼，肚子發脹，腸鳴，這種狀況持續有三、四年了，有沒有功法可改變這種病狀？

答 做戊己土功。

●動作如下：

取站、坐式均可。用手或手心扶在心口窩上面（圖46），意念想一下鳩尾穴（肚臍上七寸，劍突下一寸的位置，見穴位圖4），也就是胃疼的地方。這時，疼點會減輕。再想想手心，感覺手心發熱了，向下移三指放在鳩尾穴的位置停住，感

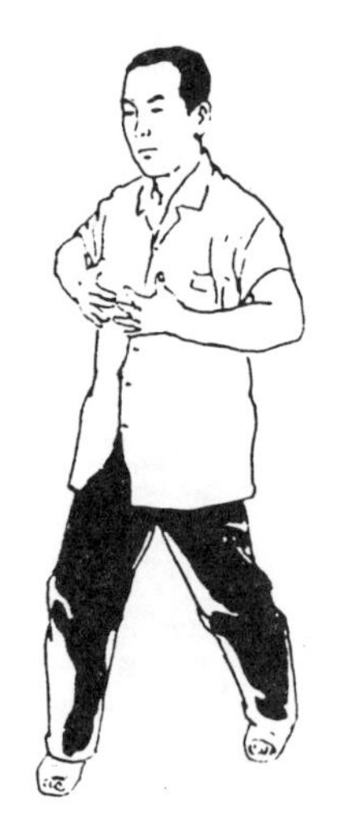

圖46

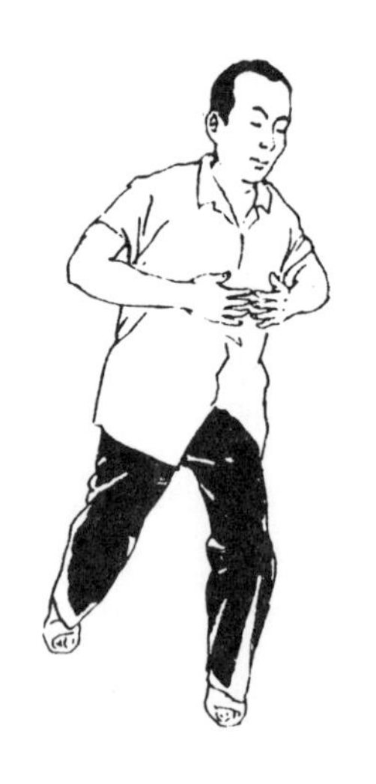

圖47

到手心又熱時，再繼續往下移到四指的位置，手心跟肚臍平。然後停一停，手再回來，反覆這樣做，胃寒自然消失，胃就不疼了。

戊土與己土合在一起，兩個土合在一起為圭（音龜）。氣功鍛鍊刀圭，坎離相交。氣功最主要的是讓它產生熱，然後用手把它慢慢地往下趕，起到幫助脾胃增強功能的作用，也幫助調節脾胃。

（四）頤土功（主治腹脹、消化不良）

問 腸胃不好，飯後腹脹難受，做什麼功法？

答 凡消化不好，腸胃有病或者腸胃弱的可做頤土功。

●動作如下：

兩腳站立與肩同寬，全身放鬆。意念想食指尖、指肚和指甲蓋脫落，兩手心相對，平放在上胃區心窩上，然後向右轉腰揉腹部（圖47）。腰轉到右帶脈足臨泣穴（足臨泣在腳面第四、五跖骨之間俠谿穴上一寸的位置，見穴位圖15）。那是帶脈的根，帶脈即肚臍與命門。從左到右，從右到左反覆轉。

左邊也是轉到左足臨泣穴道，動作同前，反覆多做幾遍。練一會兒，兩手心暖和和的，捂著胃區，即肚臍上面心口窩處，叫魂靈。上、中、下三脘屬土，此功可輸通三脘。三脘相通即為頤，頤土功即通脾胃之功法。很自然地隨隨便便地多轉幾下，感到足臨泣穴有反映也能收到同樣功效。轉腰時意念要想手心的內勞宮穴，手心才會發熱，才活動得開。

如果消化不良表現在肚脹上，在做上面動作的同時還可增加下面動作：

兩手展開，指尖摳著肚臍眼邊，兩手心所貼著的地方叫天樞穴。意念天樞穴兩手自動下滑，想內勞宮穴，手自動停止滑動，反覆想三次，手自動下垂。手下垂後腹部仍在自然地鼓、癟，腹部有蕩漾之感，由於腸胃蠕動會出現虛功。虛功一出，腹部就舒服了，肚子自然就不脹了。

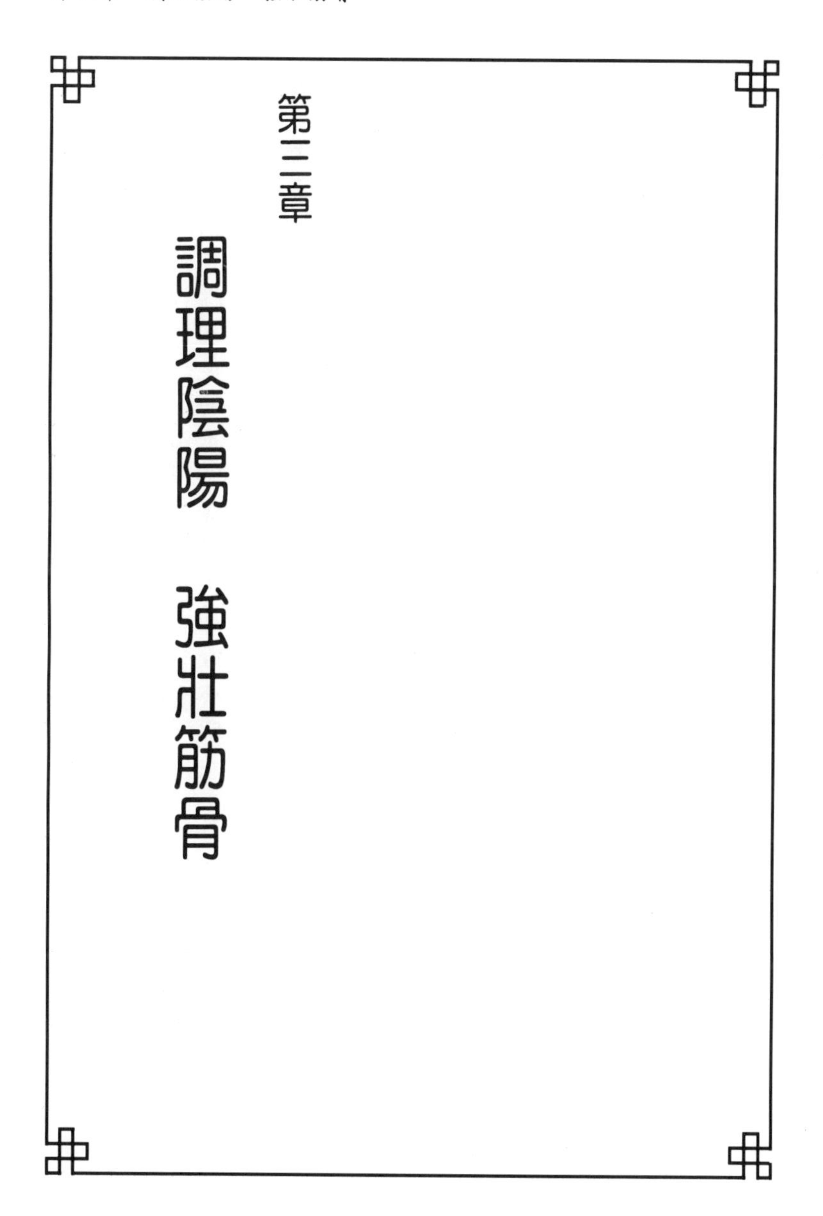

第三章 調理陰陽　強壯筋骨

五臟六腑各有其生理功能，但又不是互不相關，而是彼此相連，是一整體的分工。五臟六腑與肢體及五官的生理功能同樣是有機地互相關連的。十二正經分別與內臟及肌體的一定部位聯繫，以運行血氣，溝通表裡，保衛生理功能的正常發揮，奇經八脈是主氣運行的另一通道和湖澤，十二經的江河不足時，湖澤濟之；漲滿時，潮澤貯之；血氣運行遍及全身穴位。所以，本書所講的小功法，都不但有外形動作，更重要的是意念要作用於穴位，即以意帶氣，氣通穴位，全憑心意用功夫，才能收到預期的效果。

第一節　醒腦明目

頭暈、目眩、中風、高血壓、白內障等疾病，大都內臟腑氣血虧損，肝腎兩虛，脾胃虛弱引起的。有關此類小功法，從調理心、肝、腎、脾陰陽入手，動作簡易而效果明顯。此外，可以根據各人健康情況，挑選前面章節所提到的強心固腎舒肝健脾小功法來做，比如搓腎功、打水功，使體質得以增強，療效更為顯著。

（一）捋天柱、按啞門功（主治中風不語）

問　我自去年中風後，說話費勁，語言不清，不知有沒有功法可治？

答　可以練捋天柱、按啞門功。

做功之前，先弄清啞門、天柱這兩個穴道的位置與作用。

啞門——在頸後髮際入髮五分凹陷處（見穴位圖3）。是督脈奇穴。這個穴位通小舌頭，手一按點啞門穴，小舌頭就全往外伸。扎這個穴位能使啞人說話，所以，此穴很重要。它主治中風後遺症，腦震蕩後遺症，還可治聾、啞、癲癇、精神病。

天柱——在啞門旁開一寸半。天柱就是啞門旁邊的脖筋，是太陰膀胱經，主治頭痛、落枕、咽喉腫痛。

●動作如下：

用左手捋右邊天柱，從上到下慢慢捋。從上捋到下，這算一次，共捋二十一次。

然後用右手捋左邊天柱，同前面講的一樣從上捋到下，也要捋二十一次。

捋完後用食指按啞門，按得稍重一些，是催小舌頭發音。

每日早晚各做一次，不用收功，做完就完。

此功法對中風後說話不利落的或不能說話的都很有效。

（二）外三合功（主治半身不遂）

問 前兩年我得了腦血栓，搶救過來後，留下後遺症，手腳麻木，輕度半身不遂，勉強能走路，但非常吃力，有什麼功法適合我練呢？

答 治手腳麻木，外三合功有效。

●動作如下：

左右交叉，左手和右腳，左肘和右膝，左肩和右胯合，怎麼合呢？左手的勞宮穴找右腳的湧泉穴，同它合（勞宮穴在手心，湧泉穴在腳心，見穴位圖10、15）；左肘的曲池穴找右膝的陽陵穴，同它合（曲池穴在大小臂一折，靠近大指這橫紋盡頭的位置，見穴位圖7；陽陵穴在膝蓋下面腓骨小頭前下方凹陷處，往裡貼著的骨縫就是，見穴位圖12）；左肩井找右環跳，同它合（兩臂胸前交叉，中指所按肩之處，謂之肩井穴，腳後跟往後與臀一貼那個位置謂之環跳，見穴位圖12）。這就叫外三合功法（圖48）。左右反覆這樣做，對活動身體的關節、神經以增強骨膜。

做的時候，次數不限，根據自己的體質來定。

兩個穴位合的時候，意念想著穴位，身體要放鬆。開始時動作不熟練，慢慢合，找準穴道，不要急於求成。

為什麼要左右交叉呢？是由於神經作用的關係，腦血栓，中風引起的後遺症有的是右邊半側手腳痲木不能動，有的是左邊。凡是右邊的手腳不能動的，是由於左邊的神經壞了；凡是左邊的手腳不能動的，是由於右邊的神經壞了，明白了交感神經的原理，就知道左右交叉所起的作用了。

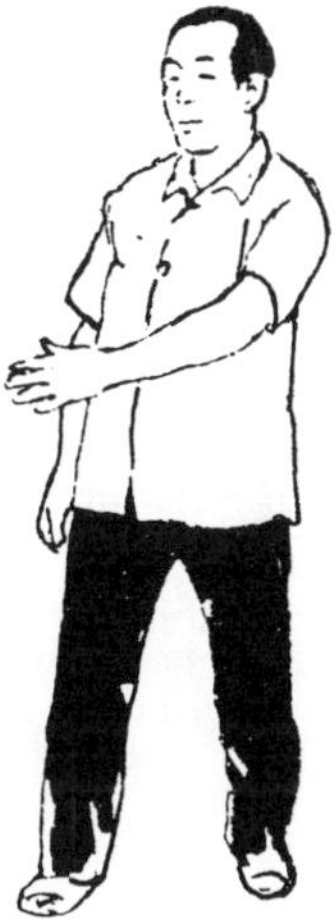

圖48

一般講，男左女右，男病人左邊得了半身不遂不好治，同樣的，女的右邊半身不遂不好治，這叫合局。相反，不合局即男的右邊，女的左邊有病好治。

前些日子，一位姓李的將軍住在解放軍三〇一醫院，他也是半身不遂後遺症，請我去看病。我看他是右腳右臂有病。我說：「你的病不合局，好治。」他聽了很高興，說：「那請你給治治吧，我現在右腳沒有力氣，靠拐杖，否則走不了。」我說：「你將拐杖扔掉，站起來。」他說：「我全靠拐杖撐著右半邊身，不用拐杖根本站不起來。」於是，我教他做下面的動作：

首先要知道氣海與血海的位置。氣海穴在肚臍下一寸半的位置，血海穴在膝蓋往裡一巴掌之處。兩邊腳位置是一樣的（見穴位圖12）知道穴位的位置以後，意念老想著氣海往前移，移到與兩側的血海穴成豎立的等邊三角形時，身體自然地就能站立起來。如果不通過穴位作用硬想站起來是比較困難的。

人能站起來想坐下，難不難呢？也不難，眼神從腳前往回看和兩腳尖成等邊三角形，到時想不坐都不行。

他照我說的做，站起來，坐下去了。他說：「不用拐杖自己能站能坐，這太好了。」他又問我：走路沒有拐杖不敢邁步，怎麼辦？

我說：「你右腿壞了，就不要去想右腿，當作自己沒有右腿一樣，把右邊全部忘掉，忘得連胳膊腿都沒有了似的，那麼意念想什麼呢？想左肩頭、左肩井穴，由左肩往左上提，自然帶動右腿，意在左肩，用左肩井往上提著走，就把整個身軀帶動著走了。」

他照我說的去做，走得很好。

為什麼右邊身不能走路的要想左肩井往上提著走？左邊不能走的想右肩井往上提著走？因為用意念一想，小腦就跟著垂直，再一想，小腦又跟著垂直，小腦是管重心的。

海軍有一位老同志，八十四歲了，他由於腳踁傷，當時沒有徹底治好，變成一條腿細，一條腿粗，走路很費勁，他練了這個功法，走路好多了。他說這個功法符合力學原理，常練確能增強腿部力量。

（三）柱門功（主治腦血栓）

問 我有糖尿病，最近檢查出來還有腦血栓，說是由糖尿病引起的，做什麼功法？

答 做柱門功。

●動作如下：

取站立式。兩腳站立，用左手捏右側的天柱穴，同時揉按啞門穴（見穴位圖3），做二十一次。然後反過來，右手也同左手的動作相同，也做二十一次。

揉啞門穴時，一定要將自己的舌尖頂住門齒，這是功法的要領。早晚各做一次，不用收功，做完即可。

（四）醒腦功（主治腦供血不足、頭暈心慌）

問 腦供血不足所引起的症狀我都有，經常頭暈心慌，厲害的時候還犯迷糊，有什麼功法能幫助症狀減輕？

答 凡是有腦供血不足的病人，可做醒腦功。不少有這種病的患者，常練這個功法，取得了較好的療效。

為什麼會引起腦供血不足？是心腎不交。醒腦功就是通過功法使心腎相交，氣功謂之「

調坎填離」，坎屬水，離屬火。

●動作如下：

兩腳站立與肩同寬，鬆肩墜肘，兩手自動抬頭，中指相接，意念想命門與肚臍有往後收相貼之意（圖49）。這時，氣由督脈上升。督升是從會陰起始，往上到尾閭，到達脊背，到人中穴。任脈是從承漿穴（見穴位圖1）往下一直到會陰。任督二脈一通，下邊是由腎水升上來，上邊是由心火往下降。腦與髓生於腎，腎臟足才產生髓，這叫坎中滿。現在中指相接，這裡面是圓的。意念想命門，就感覺督脈往上升。兩腳站的距離，寬度與肩井穴上下垂直，井口對準水源，水就可以上來，所以，一想命門，水就往上起，起到極點肚臍往後收，跟命門相貼了，稍微一想肚臍就蹩下去。

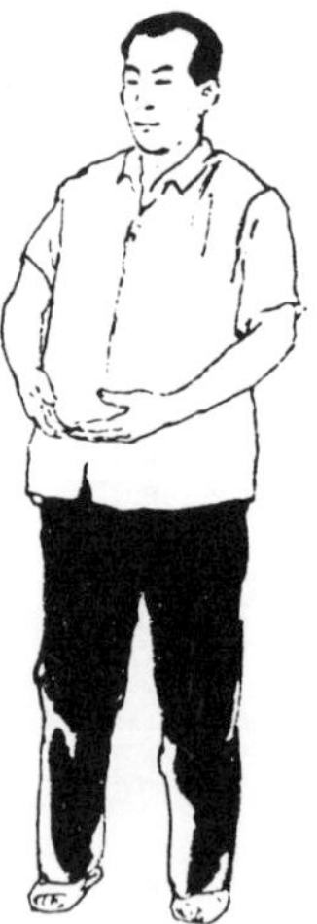
圖49

練的時候，想命門的時候要長，想肚臍的時間要短，這樣來回收縮。因為一想命門，肚臍就癟，就是說，肚臍往後收的時間越久越好。

督脈一提升，脊椎就熱，腦子就清醒了，血液就上得很快，叫督升任降。可肚臍要鼓的時候，氣下沉，不能老下沉，下沉久了，就要休息了。

●收功動作：

食指相接，大拇指相接，然後就收。鬆肩墜肘，兩手自動分離，再靜一靜，手心朝下，手尖朝前，想手心浮在水面上，這時感到腳面很厚，這叫「水火既濟」。然後將手腕放鬆，想想兩手、兩肘、兩肩、兩胯、兩膝、兩足就可以任意散步了。

（五）三百三十手功（主治失眠、多夢）

問　我患神經衰弱二十多年了，離不開安眠藥。經常失眠，難以入睡，易醒，醒後又很難再睡著，有時半夜醒來，眼睜睜地看著屋頂，第二天上班渾身發軟，昏頭脹腦，請教我做個什麼功法，能早日擺脫失眠的苦惱。

答　你試試做三百三十手功。又叫排陰存陽功。

●動作如下：

1.左手小魚際（見穴位圖10）從心口窩輕輕地往下划，手心向下，划到肚臍手背翻轉朝上，大魚際從肚臍划到恥骨（見穴位圖4），這算一次。接著右手做相同的動作（圖50），也是小魚際從心口窩輕輕地往下划，手心向下，待划到肚臍時，將手背翻轉朝上，大魚際從肚臍划到恥骨，就這樣，左右手輪換著做，各五十下，加起來是一百下。

2.撓腳心。坐好全身放鬆，用左手掰著右腳。手大拇指跟腳大拇趾合，手小拇指跟腳小拇趾合，即五個手指同五個腳趾是合的。然後用右手撓左腳的腳心。怎麼撓？從腳趾撓到腳後跟，這算一次，左右腳各撓一百下。

撓腳心這個動作很重要，撓時不要使勁，似粘非粘，越輕越好，使右手食指、中指、無名指跟左腳二趾、三趾、四趾說話似的。只有似粘非粘，才有刺癢感，目

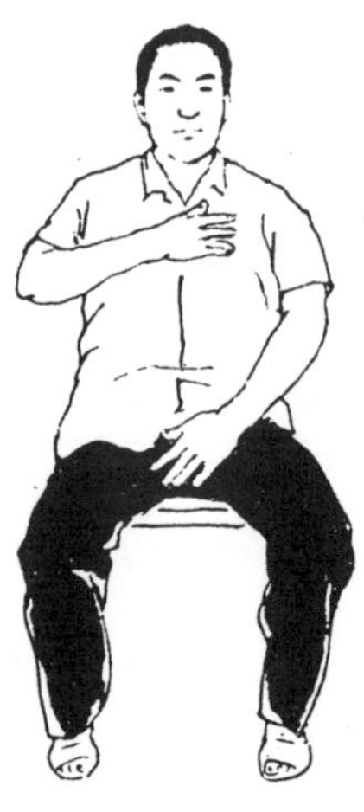

圖50

的是勾引陰氣排出，一刺癢口水就出來了。

3.兩手心從腰間往下尾骶骨縫中間下滑，到臀部往外分到環跳，然後放鬆，這算一次，共搓三十下。

這叫運手功，它可以將陰氣、邪氣排出，換回來陽氣，所以又叫「排陰存陽」法，過去是秘而不傳的。

我的功法有個特點，動作一樣，但意念不同就能治不同的病，三百三十運手功主治失眠，神經衰弱，有這種病的人最好每天睡覺前洗完腳坐在床上做，可以先搓後腰三十下，而後再撓腳心、翻轉大、小魚際。所有的動作都是輕輕的，全身肌肉放鬆，很輕鬆自如地做，不

一會兒，就會打哈欠，流眼淚，想睡覺了。如果撓腳心後，不論男女，意念去守著會陰，能改善和增強性功能。

（六）水火既濟功（主治失眠）

問　還有沒有其他功法可治失眠的？

答　水火既濟功也能治失眠。

●**動作如下：**

取站立式。兩腳平行站立與肩同寬，兩手十指相對，中指相接，對準膻中穴，眼睛看著中指尖，意念想肚臍發熱了，然後想肚臍後面的命門也發熱了，就想腳心的湧泉穴也發熱了，這樣反覆多次。

整個動作全憑意念想三個穴位發熱，因此要弄準這三個穴位的位置。

膻中穴——在兩乳當中，如果是婦女，因乳頭下垂，可取在胸骨正中線上的第四肋間平齊處的位置（見穴位圖4）。

湧泉穴——五個腳趾屈曲時，在足心前正中出現的凹窩處的位置（見穴位圖15）。

練習的時候，意到氣到，全憑心意用功夫。眼神看著中趾尖，意念想著守肚臍，肚臍眼就會發熱。暫時不熱，沒關係，老想著它、守著它，不用多久就會發熱的。然後想想命門，命門也熱了，前後都熱了，再想腳心，氣才下去。腳心一熱，頭腦就清醒了。為什麼一想腳心，頭腦就清醒了呢？還是心腎相交的原理，心腎相交，水火既濟了，就能安穩地睡覺。

失眠重的人，可在床前做，做完躺下慢慢就能入睡，做的時候全身要放鬆。

（七）三指功（主治頭暈、頭痛）

問 我有神經衰弱，經常頭暈、頭痛、耳鳴，做什麼功法？

答 做三指功。

●動作如下：

用自己的左手食指按著神庭穴（見穴位圖1）別動，大拇指和中指展開往外兩邊伸，捏著左右的頭維穴（頭維同神庭穴在同一平行線上，神庭在鼻尖對著鼻準正上方，啞門穴正對面前入髮際五分的位置。右手兩個手指按著風池穴，往前一擠（風池穴在頭後部腦勺下，脖子後大筋隆起的兩旁凹窩中，見穴位圖3）。

這個功法可治頭痛，耳鳴。有時感到精神疲乏，頭痛，像發迷糊似的，馬上做這個功法，也可緩解。

做的次數、時間不限，感到舒服為度。取站、坐式均可。

（八）風府功（主治頭痛、癲癇）

問 我經常頭痛，特別容易受風，受了風疼的更厲害，有什麼簡單的功法可治？

答 做風府功，效果很快。

風府穴在脖子後方頸部，正中線入髮際一橫指半的位置，即後腦勺下的凹窩中，（見穴位圖3）。

●動作如下：

兩眼左右來回地看風府穴，老看著。意念看到風府穴那個位置。做到頭部鬆快了就可以了。有癲癇病的用手指按著風府穴往上推，使之抑制、入睡。

（九）踏水功（主治白內障）

問 我有白內障，越來越看不清東西，總覺得有膏藥蒙著似的。我年歲大了，血壓又高，不敢動手術，有沒有功法可防止白內障的發展？

答 很多年歲大的人都有白內障，可做踏水功。

●動作如下：

1.兩手心摩擦小腦。風池穴向上一點就是小腦。風池穴就是兩個黑眼珠對著後面稍下去一點凹進去的位置（見穴位圖3），先用左手心對準小腦、摩擦小腦，左手扶在右手背上，過一會兒，左手累了，換成右手心摩擦，左右手很自然地一個使勁，一個不使勁地來回摩擦小腦。做這個動作目的是使眼睛放鬆、鬆弛。

2.意念想著腳心踏在水上。在摩擦小腦時思想要想著腳心踏在水面上，覺得水忽悠忽悠的，眼睛也變得濕潤了，也忽悠忽悠的。意念一想底下的水，水就上來，眼睛也有水了，白內障在中醫叫瞳仁反背，像貼著一張郵票在上面似的，這個功法就等於用水泡，揭郵票一樣，眼睛就明亮了。

年歲大的人，站著做功法容易累，可以坐著做。有一點要注意，兩腳踩在水面上時，意念想水面就是井口，兩腳比井口大，踏在井口上面，水到腳心、腳心不離開水，但不能讓兩腳泡浸在水裡，如果水到兩腿，眼睛反而不舒服。意念只想到腳心踏在井口水面上就行，然後左右手輪換摩擦小腦，越自然越好，感到微微出汗就得，次數不限，由自己掌握，總之，每次做多少，感到眼睛舒服了，明亮一些了就可以。

這個功法還能治手麻木，因為手老要摩擦小腦，老要活動，自然就不麻了。

（十）治眼功（主治近視、遠視、白內障）

問 我們一家五口，每人一副眼鏡，堪稱眼鏡之家。我是白內障、老花眼，老伴遠視眼，兒子、兒媳婦在大學念書就近視了，特別遺憾的是我們家的小孫子，剛上二年級，學校體檢說他輕度近視，也要帶眼鏡矯正視力。小男孩喜歡打球、踢球，也淘氣，總愛打打鬧鬧的，一個學期下來配了三副眼鏡。不給他戴眼鏡吧，又怕他的視力越來越差，給他戴眼鏡吧，他又嫌麻煩，不樂意。我們除了動員他每天必定要做眼睛保健操以外，還想請老師教給我們功法，如對眼睛有好處的，我們全家都做。

答　治眼睛的功法很多，根據你剛才談的情況，建議你們學學治眼功。這個功法能治近視、遠視、白內障、老花眼。

1.治近視眼的功法動作。兩腳分開與肩同寬，肩井與湧泉成一條垂直線，鬆肩墜肘，兩手抬起。抬到虎口與耳朵平為度。兩手的虎口將兩個耳朵套住，虎口跟耳朵不是緊貼的，要有點距離。這時，意念想著兩手把耳朵放在虎口間往前推，推到前面。覺得耳朵有根帶子，往前推時，帶子帶動後腦勺的六根視神經就有反映，在動，有這種感覺才對。如果你做的時候，不去想，不加意念，就不起作用。左手為日，右手為月，左眼為日，右眼為月，日月合在一起為明。你有感覺之後，拿右手的月找左眼的日，男性相反，先拿左手的日找右眼的月，叫「左日右月」。

女性是右手先合，叫「右月左日」，自己掌握，拿右手的手心對準自己的左眼珠（瞳仁），瞳仁屬腎，腎屬水，右手心屬火，叫火水未濟，水火既濟，自己反覆地想想手心、想想瞳仁，過一會兒瞳仁就會發熱，這叫信息傳遞。這時，想想手心的內勞宮，想想瞳仁，再想想內勞宮，再想瞳仁，等一會兒手心的熱氣就灌到瞳仁，瞳仁的氣跟手心接上，水火既濟，裡面才起作用。近視是眼內玻璃體水晶直徑短了，這個功法的作用就是拉長水晶體直徑，瞳仁的氣跟手心的氣接上，手心發熱時慢慢離開瞳仁，越慢越好。等熱氣涼了，再把手返回來。記住返回來時，手要帶著耳朵別離開虎口才起作用。熱了以後，又慢慢拉開，右手完了以後，左手也一樣，帶著左耳，對著右眼，也是想想手心，想想瞳仁。手心熱了，慢慢地往外離開，越慢越好（圖51），使得熱氣總在裡面，實際上把水晶體直徑拉長了。左右手各做完才算一次，共十四次。

2.治遠視眼的動作也是這樣做，不同點是拉的時候要快，同治近視眼的動作正相反，治近視眼要求拉的時候要慢，遠視眼則要求快。目的是讓它涼的快一些，即手心對著瞳仁，感到一熱馬上就離開，要快。

3.治老花眼的動作是繞圈。花眼是眼前掛著一層東西，叫「火」。平時吃東西

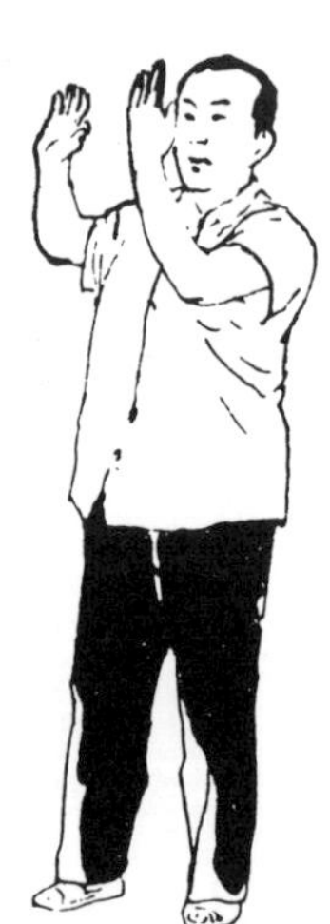

圖51

不注意，常吃油炸食品，火都上來了，或者心火旺也會攻到眼睛上來的。怎麼治呢？就是用手心在眼前繞，繞圈也行，繞別的動作也可以，像擦玻璃似的，它有橫道，你就豎著擦，感到眼睛一亮就不要繞了，也是左右做完算一次，共十四次。

4.治白內障。有白內障的人，眼睛瞳仁裡面像貼了個膏藥一樣。我們的功法動作就是把膏藥揭走，從眼睛左邊揭，右邊揭，上邊揭，下邊揭，速揭速扒，把膏藥揭開，眼睛感到光亮時就狠揭，共做十四次。

●要領：

1.治眼睛是日和月結合，左手總是同右眼合，右手總是同左眼合，不要弄反，因為左手是日，左眼也是日，如左手跟左眼合就變成日跟日頂了，就會火上加火，越練越糟。同樣，右手跟右眼，月跟月也不行。

2.手心離合瞳仁時，意念總想著虎口套著耳朵，就是說，不論往前推或者往瞳仁合兩手都是帶著耳朵的。

●收功動作：

將兩手還回來以後，意念想著咯蹬一下，兩手就把耳朵放了，讓兩耳回去，兩手一空，空了以後就像念佛似的，兩手合十，手心貼手心，心心相印，全都收縮了，然後手心朝下，全都忘掉，再想想兩手、兩肘、兩肩、兩胯、兩膝、兩足就可以散步了。

第二節　強筋壯骨

一個人的身體如同一間房屋，房子的主要結構就是柱子和房樑，橫樑立柱一壞，房子就塌了，人死的道理也一樣。人體脊椎等於柱子，梁門穴（中脘兩側）同於橫樑，要使之不彎折，不損壞。肝腎兩虧，筋骨失於濡養，可能導致各種關節炎症；外傷的損害是常見的，此外，受風受寒也是筋骨得病的常見病因。下邊一些小功法對治療筋骨疼痛是行之有效的。

（一）三環套月功（調理氣血、強筋壯骨）

問　我特別怕冷，穿衣服比別人早一個季度，別人穿短袖，我就要穿羊毛衫了，冬天，我總不敢出來鍛鍊，就是怕冷，似乎穿再多也不暖和，怎麼辦？有沒有功法可以使人不怕冷的？

答　身體虛弱的人怕冷，就更需要堅持鍛鍊，練功的人講究冬練三九，夏練三伏，不管三九天還是三伏天，照練不誤，堅持不斷，體質肯定能好。很多人一到三九天難以堅持，主要是怕冷，除了注意保暖外，可以做三環套月功，讓它幫助你自身產熱能，給你供點熱力。

●動作如下：

兩手中指相接、大拇指相接，形成一個圈，然後兩手食指相接又形成一個圈，把這兩個圈套在肚臍上，肚臍眼本身是一個圈，一共三個圈（圖52）。將手的兩個圈一貼肚臍時，肚臍眼就凹進去了。這時，意念老想著肚臍要突出來與手的兩個圈成水平，三環要平。不要使勁讓肚臍往外鼓，一使勁肚子就會不舒服。手心不要離開，老是套著肚臍，意念老想肚臍突出跟兩手的圈是平面的。這個動作做對以後，不用很久，就會感到手心腳心慢慢地暖和了。手心、腳心一熱，帶脈（即腰間）一熱，肚臍也熱了，命門也熱了，就不覺得怕冷了。時間長了，冬天不用穿那麼多。希望你堅持冬練，清早從室內出來，感到冷的時候，馬上做這個功法。站著、行走時都可以做，隨時隨地都可以做，掌握了，身上很快就會暖和的。

這個小功法只適合冬天練，夏天不能練，越練身上越熱。

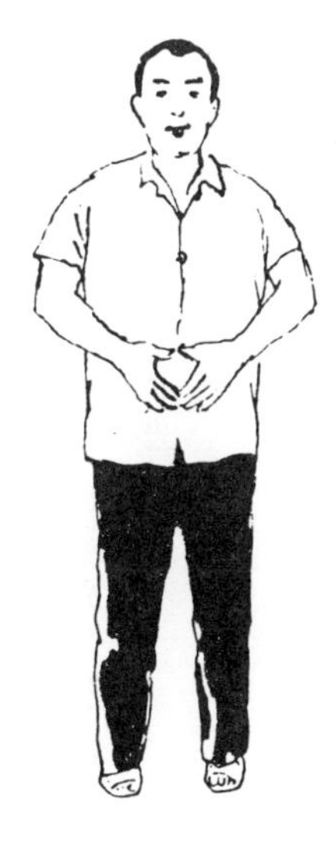

圖52

（二）動功（調理氣血、強筋壯骨）

問 我腿腳不好，年歲也大了，不能站著練功法，有沒有坐著就能做的功法？我五臟沒有大毛病，我想主要是氣血虧。

答 坐著可做動功。

●**動作如下：**

坐好先讓自己靜下來，全身放鬆，然後想想肚臍，想完肚臍再想想命門，反覆想，一共想四十九次。

一想肚臍，肚臍就癟；一想命門，肚臍就往外鼓；通過一癟一鼓，氣血在裡頭得到調節，想到四十九次時，身體就會微微幌動。

●**要領：**

想的時候不要貪快，比如想命門時；要等到肚臍蹩到不能再蹩了，這才算一次，然後再去想肚臍，又算一次。像鐘錶擺擺一樣，一下一下來，鼓了、蹩了，慢慢想，這叫動性，就是靜極而生動，動極而返靜。這動靜相間之功法，對全身調理氣血幫助很大。

（三）抱虎歸山功（主治肩疼手麻）

問 我們家住六樓，房間又小，一到夏天悶熱極了，夜裡不吹電扇根本沒法入睡，有時睡著了又忘記關電扇，脖子受了風，總疼，老好不了，理療效果也不怎麼明顯，怎麼辦？

答　你這種情況我遇到過不少，有個青年跟你一樣，睡覺時總愛吹著電扇，受風了，脖梗是彎的，手還麻，醫院說不好治。他來找我，我給他作牽引，人體頸椎七節中第三、四、五椎是神經根，下面是神經幹，我給他這個地方牽引。有時頸椎突出，七塊小骨頭突出一點點，就會壓迫神經，壓迫神經手就麻木。有時是大指、食指、中指這三指發麻，有時五個手指都麻木。骨頭壓迫了左邊神經右手發麻，壓迫了右邊神經左邊手麻。牽引不能過力，因為這根神經很細，弄斷了還會造成癱瘓。現在醫院給病人作牽引，跟上吊似的，這種牽引掌握不好容易出毛病。我輕輕地扣住三、四、五椎，往相反方向擰一下，問他還麻不麻？他說不麻了。我又在他高骨突出那一點再提一提、拉一拉，他說，是好了。我又教他做抱虎歸山功，效果很好，你也可以做這個功法。

●動作如下：

第一動作　雙掌前伸，兩腕鬆力，十指指尖向前舒伸，兩掌掌心向下按，以重心完全集於左腳為度，視線由兩掌中間平

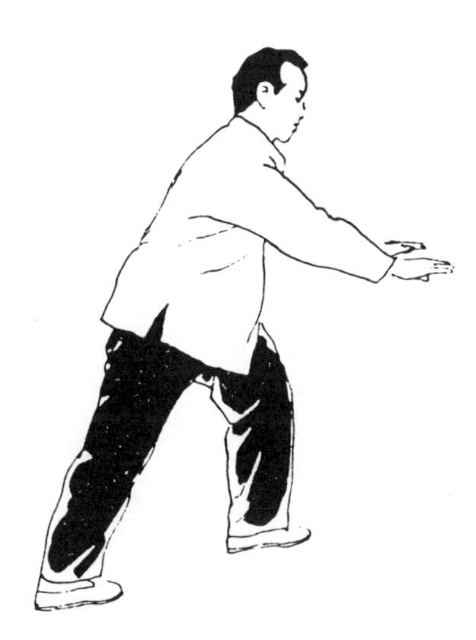

圖53

遠看（圖53），意念在手心，這時候感覺左大腿熱的厲害，兩臂引伸，掌心發熱，指尖發脹。

第二動作 兩掌向左右展開，右掌以食指尖引導，向右移動到正南方時，右腳以腳尖為軸，腳跟虛起向左移動，以腳尖向南腳跟向北為度；右掌再向右移動到正西方，左腳跟向左移，亦以直向南北為度。當右掌向右前方移動時，左掌向左展開，兩掌掌心向下，兩臂均與肩平。重心集於右腳，視線注於右掌食指尖，意念在右掌掌心。感覺兩臂引長，胸、背部舒暢（圖54）。

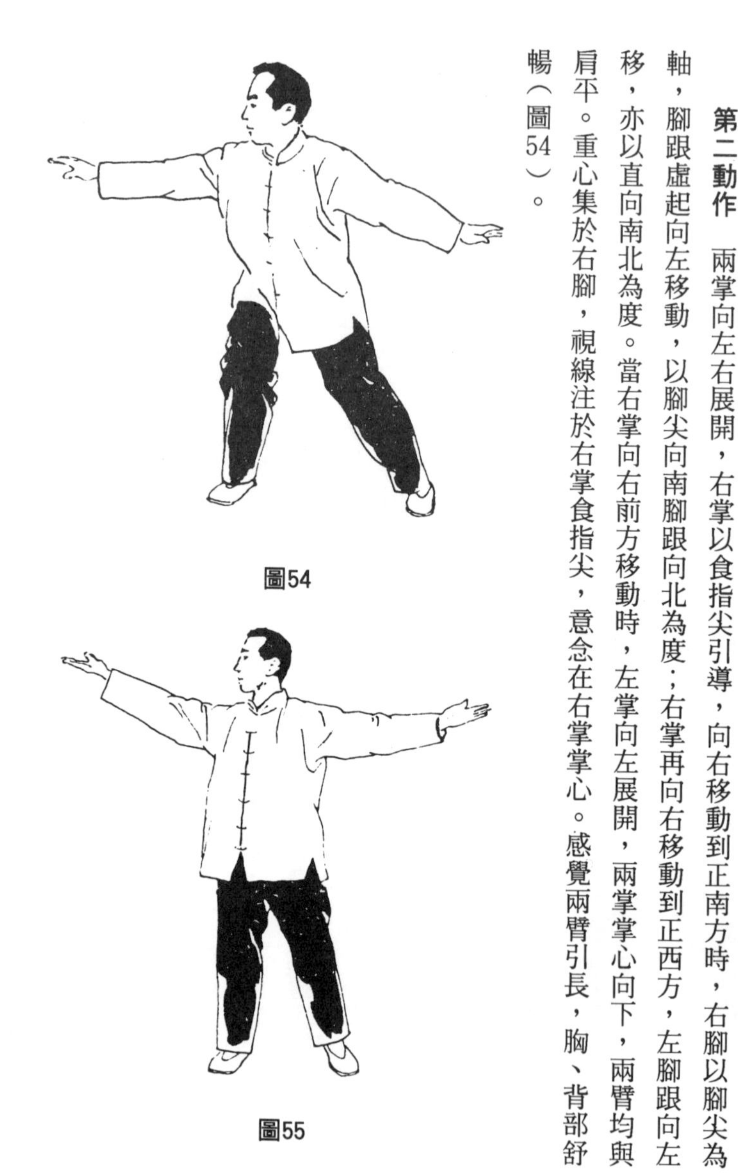

圖54

圖55

第三動作　兩掌上捧，右掌以大指引導，掌心漸向右上方翻轉，轉至極度時，身隨掌起，左腳收到右腳旁，虛著地；同時，左掌虛隨與右掌成同樣動作，兩掌到正前方處腕部交叉，左掌在外，掌心向右，右掌在內，掌心向左，十指指尖向上，重心在右腳，視線由交叉兩掌中間向前上方遠看，意在兩掌指尖（圖55）。這時感覺兩腳舒暢，兩掌掌心發熱，十指指尖發脹。

第四動作　兩肘下垂：兩膝鬆力，漸向下蹲身，兩肩鬆力，兩肘漸向下鬆垂，兩臂左右交叉搭成斜十字橫於胸前，以兩腕高於肩平為度（圖56）。重心在兩腳，兩眼由交叉兩掌中間向前平遠看，意念在兩掌指頭。然後兩掌合下落至胸前，中指

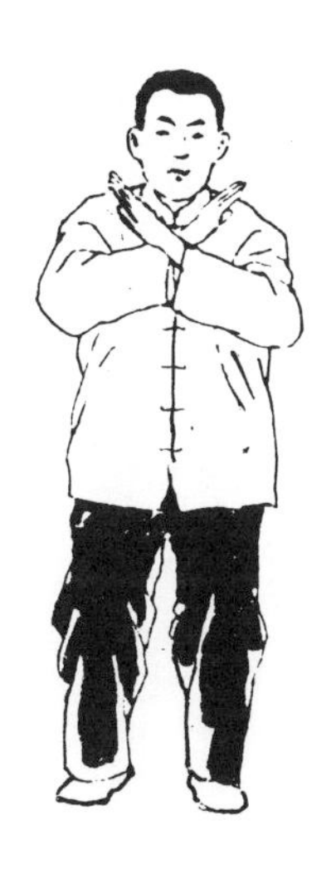

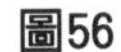

圖56

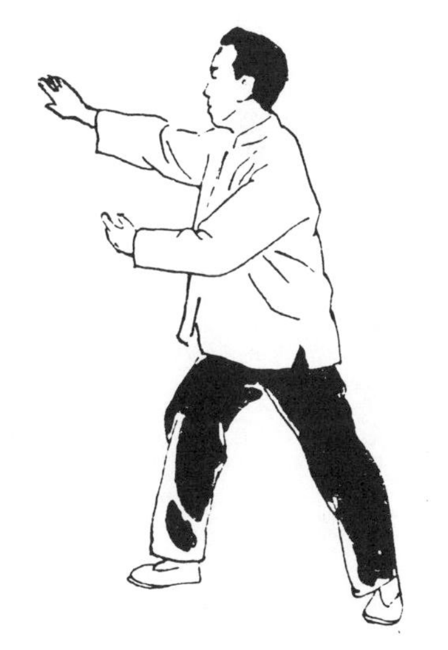

圖57

、食指、大指相接。最後，鬆腕鬆膝起身，兩手鬆開落下，想像大拇指甲至小指甲依次脫落。這時，氣貫指尖，精神煥發。

（四）雲手功（主治脊椎彎曲）

問 我脊椎有病，不能立直身，一立直身脊椎就疼。X光檢查，說我的脊椎變形了，變成S形，有沒有什麼好辦法？

答 在五〇年代，人民日報一位總編輯得過這種病，住在積水潭醫院。當時，我在積水潭醫院教打太極拳，全院七百多人來學，都穿著白大褂、當時醫院的黨委書記到家把我請到醫院外科病房，正好有位大夫給這位編輯按摩。他從床上站起來同我打招呼，我看他身子不直，脊椎成S形的。他在戰爭時期受過傷，又經常夜裡伏案寫東西，出汗，受了夜寒。根據這個情況，我就教他做雲手功。為什麼取「雲手」這個名呢？這個功法指兩臂上下循環運轉，其迴旋纏繞之速度均勻和動作綿綿之姿態，就好像天空之行雲一樣。

●動作如下：

第一動作 左掌下捋，左腕鬆力，左掌以食指引導向右下方移動，掌心向右，經左胝，走下弧形而到右膝，重心漸漸移於右腳。右掌以食指引導向右方伸出，掌心向下。重心集於右腳，視線注於右掌食指尖，意在右掌掌心（圖57）。感覺右腳如樹植地生根，右掌心與左腳心舒張，那就對了。

第二動作　左掌平按，左掌以食指引導向右上方移到右臂彎處，先向右前方移動，掌心向內，左掌繼續走上弧形往左移動，身隨掌起，左掌移到正前方時，左腳落平，重心平均於兩腳，左掌小指外轉，掌心漸漸向外，到左前方時，重心移於左腳，左掌轉到左方時，掌心向下平按，與肩平為度。同時，右掌走下弧形，經右膝到左膝為止，重心集於左腳；視線注於左掌食指指尖，意在左掌掌心（圖58）。感覺左腳發熱、發酸，左掌心發熱。

第三動作　右掌平按，右掌以食指引導向左上方移到右臂彎處，先向左前方往上移至極度，身隨掌起，右腳收至左腳旁。右掌繼續向右移，到正前方時，重心在

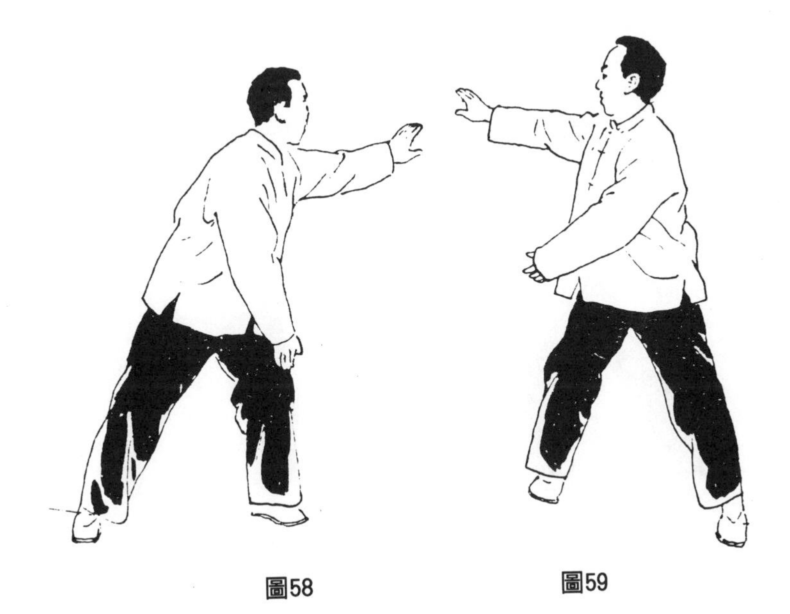

圖58　　圖59

兩腳，到右正前方時，重心移於右腳。右掌繼續轉到右方時，掌心向下按，與肩平為度；同時，左掌於右掌食指尖，意在右掌掌心（圖59）。感覺右腿發熱、發酸，右掌心發熱。

第四動作 左掌平按，左掌以食指引導向右腳，左掌小指外轉，掌心漸漸向外，到左前方時，重心移於左腳，左掌轉到左方時，掌心向左掌移到正前方時，左腳落平，重心平均於兩腳，左掌小指外轉，掌心漸漸向外，到左前方時，重心移於左腳，左掌轉到左方時，掌心向下按，與肩平為度；同時右掌走下弧形，經右膝前止。重心集於左腳，視線注於左掌食指尖，意在左掌掌心（圖60）。感覺左腿發熱、發酸，左掌心發熱。

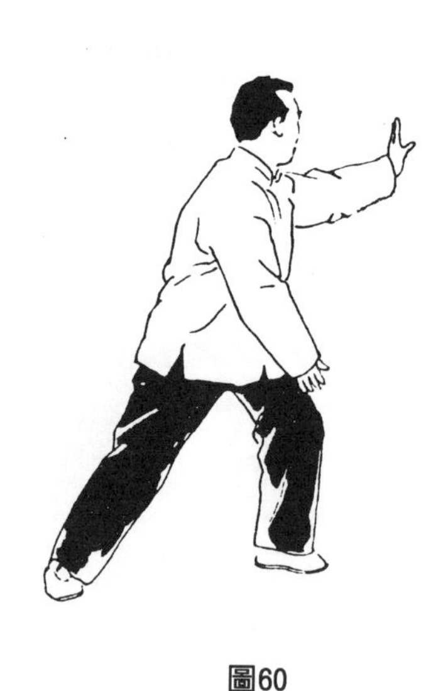
圖60

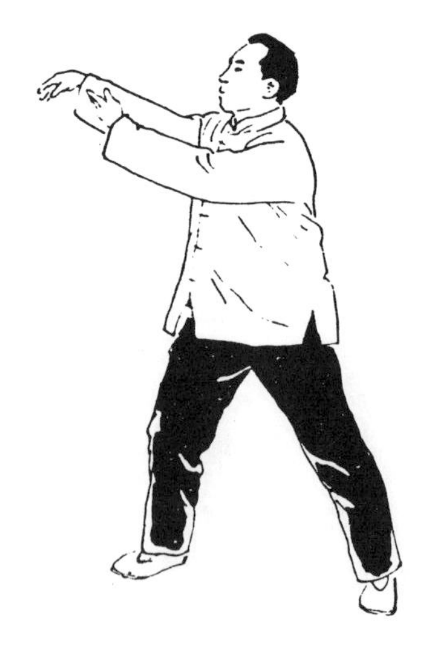
圖61

第五動作　按掌變鈎，右掌以食指引導，向左上方移到左臂彎處時，先向左前往上移至極度，身隨掌起，右腳收至左腳旁，右掌繼續向右移動，到正前方時，重心在兩腳，右掌小轉，掌心逐漸向外，到右前方時，重心移於右腳，右掌轉到右方時，掌心向下平按，與肩平為度；同時，左掌走下弧形，經左膝到右膝而上升至右臂彎時，右肘鬆力，右掌向上微移，以右脈門接觸左掌中四指指尖時，右掌腕部鬆力，五指聚攏變成鈎，同時左腳向左橫開一步，腳尖著地。重心集於右腳，視線注於右鈎腕部，意在鈎尖（圖61）。感覺右腿發熱、發酸，右手心與左腳心發熱而蠕動。

第六動作　左掌平按，左掌以食指引導，由右腕下逐漸向左（走外弧形線）移動，掌心與眼相平，眼看左掌食指尖，左掌移至兩腳正中時，左腳跟向右收落平，腰部鬆垂，重心在兩腳。左掌以小指引導，掌心逐漸向外翻轉至左腳尖前止，掌心向外，指尖向上，視線在左掌食指尖，意在左掌掌心（圖62）感覺兩大腳內側發酸、發熱、發脹，左掌食指尖自行蠕動。

雲手的關鍵：眼睛看上面的手，意不

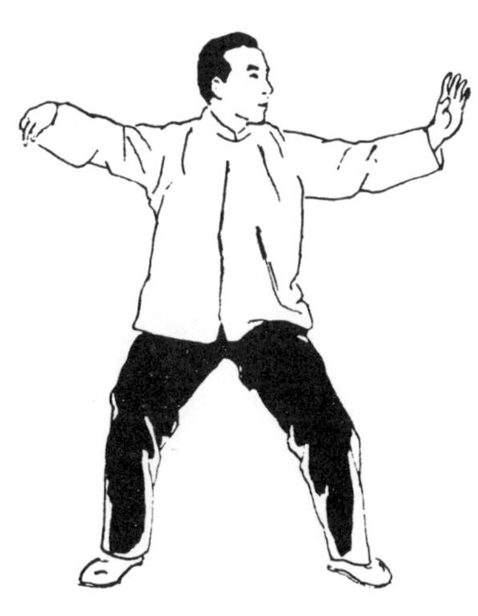

圖62

能在。如意在上面的手，會引起血壓往上升，意在哪兒？意念在下邊的手，血壓就下來。要求手指尖和眼的距離高度要適當。背要伸直，臂彎微彎，這是手和眼的距離，高度是手心和眼睛相平，眼睛看左手食指的指尖。看著就得，不要加意念，加意念太陽穴就緊，緊了以後血壓就上升，眼睛看左手，意念想右手。右手悠悠蕩蕩的，像摟水、划水，來回搖幌，悠這邊的手，想那邊的胯。左胯往左二十一下，右胯往右二十一下。

他練的日期不長，覺得腰很鬆快，我又叫他伸胳膊、伸腿，手往上升，腳往下抻，就像兩頭抻拉，把「S」給他拉直，做了一個多星期，很見效。

（五）夫子三拱手功（主治脊椎關節炎、腰肌勞損）

問 我常感到脊椎關節發緊，有時挺直身或彎腰躬身時關節咯咯響，有什麼功法能鍛鍊脊椎的？

答 夫子三拱手功。

從前的人，是老朋友來了，遠遠就拱手作揖。這個功法就是三拱手的動作，不是大大咧咧地隨便作個揖，是很講究的。

拱手就是作揖，叫一躬到地，很深，實際就是照海（內踝高點直下一寸的位置，是穴位圖14），申脈都在活動，這是奇經八脈中的公孫穴，屬沖脈，足太陰脾經，在足內側第一趾骨基底下緣赤白內際凹陷處的位置（見穴位圖14）。照海穴叫陰蹻，申脈叫陽蹻，兩手隨大腿跟往下到膝蓋前一抄兩手再上拱，舉起，右手指甲蓋跟左手心輕輕划過，似沾非沾，指肚就卷曲起來（圖63），這才雙手合抱，左手在外，右手在裡，大陵穴跟大陵穴（是穴位圖6）相貼，跟心口窩貼近，丹田之氣才能收回來。

舉起多高？舉到神庭穴（前庭入髮際五分），下落的時候是落到中極（肚臍下四寸，小肚子的位置，是穴位圖4）。這時左腿向前彎曲，右腿拱手，這就是拱手一揖（圖64）。

起的時候是兩手由陽蹻、陰蹻起，到中極舉到神庭穴，然後往下落，這就是二拱手。動作如前再做一次，就是三拱手。

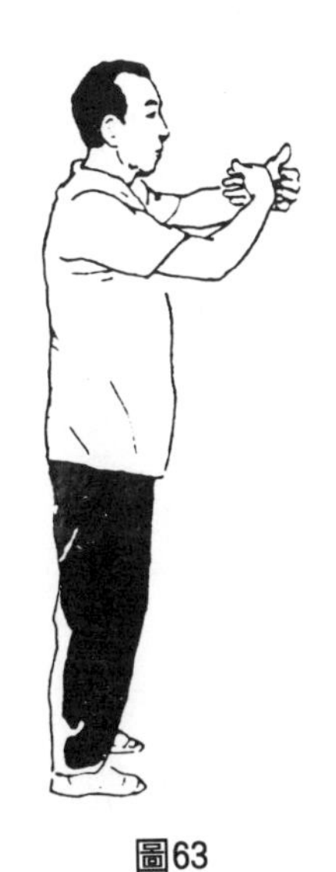

圖63

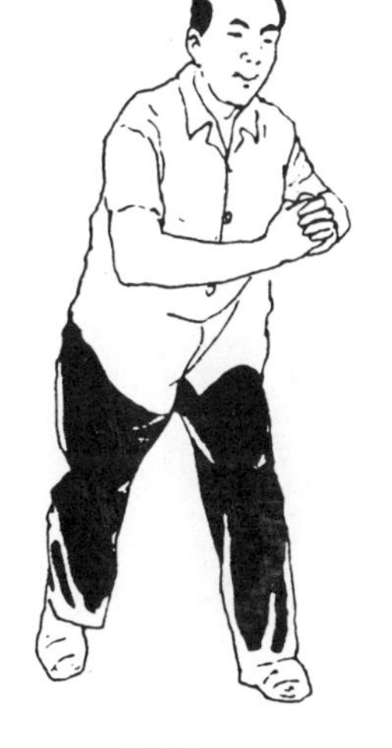

圖64

經常鍛鍊，使脊椎的骨節彎曲、舒張、彎曲、舒張，保護人體中的脊柱。

（六）咬肩井功（主治落枕、頸椎發脹）

問 落枕、頸椎發脹做什麼功法？

答 落枕、手麻木多是受風寒引起的，有時睡覺枕頭高度不合適，或者久臥一側沒有翻身，長時間壓著手，都能引起手麻木，經常整天寫作或伏案工作的人，頸椎也容易疼痛發麻發脹發硬，凡是頸椎有毛病或頸椎不舒服的，落枕的都可以做咬肩井功。

先弄清肩井穴的位置，它在兩手交叉搭成十字，中指尖所按到的位置就是，左右是一樣的（見穴位圖5）。

●**動作如下：**

兩腳站立，用眼睛看左肩井，要恨它，咬它一口（圖65），頭轉過右邊看右肩井，也是恨它，咬它一口，左右共做八十一次。

●**要領：**

咬肩井時要含「恨」意，不是頭左右

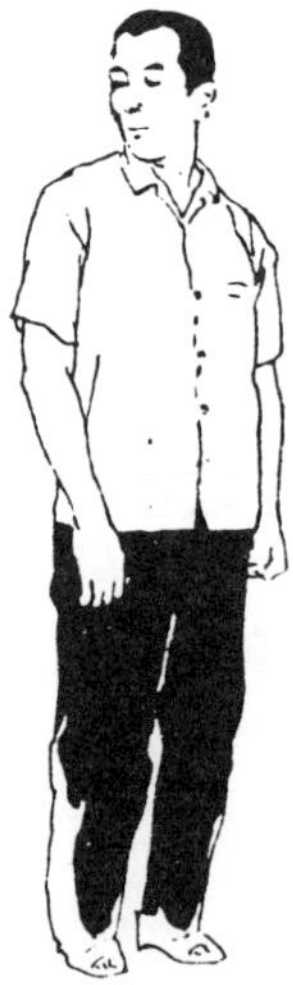

圖65

來回擺動，不帶恨勁兒，不起作用。怎樣做才算帶恨勁兒呢？你可以先使眼睛往肩井穴看看，覺得它實在討厭極了。先看它，討厭它，恨它，馬上狠狠地咬它一口，覺得非咬一口才解恨，要有這種感覺去練，收效特別快，因為你一恨，一用力，脖筋咯蹬一下就抻開了。實際就是牽引的作用。

（七）揉委中功（主治抽筋）

問 我每天睡覺都腿抽筋，有時連走路時腳大拇趾和腿肚子都在抽，怎麼辦？

答 為什麼會抽筋呢？人的肝臟管筋，屬木，筋的末梢就是指甲。抽筋是由於肝經受風引起的，叫肝風。腿抽筋可多揉委中穴，揉完委中再揉承山穴就管用（委中在大腿膕窩橫紋的中間，承山在小腿後面人字形凹陷處，見穴位圖13）。

為什麼揉委中就管用呢？因為委中穴是筋的總機關，足太陽膀胱經。

腿抽筋是可以預防的，睡前用熱水泡腳，使腳心老是暖的。腳心一受涼腰也會感到寒冷。風最容易從犢鼻穴侵入體內的。犢鼻穴又叫膝眼，左髕骨下緣髕韌帶外側凹陷的位置。膝眼一進風，整條腿都不得勁，腿一軟也就影響腰也不得勁。犢鼻是兩點，跟委中這一點在裡頭是個等邊三角，洗完腳用手摩擦這個等邊三角，風就跑了。

有的人肝經受風厲害些，剛泡完腳，不一會的功夫腳心就涼了。這種情況的可以用意念想兩腳心是熱的，老守著腳心的湧泉穴。用意引氣也管用，全憑心意用功夫。你可以試試，如果你意念覺得兩腳都泡在冰涼冰涼的水裡，腳涼極了，一會兒命門也是涼的，覺得涼氣直往上升，若意念兩腳放在滾開的石灰水鍋內，就會感到熱，這就是用意念產生的一種感覺，道理是一樣的。

（八）揉外關曲池功（主治手抽筋）

問 我的妻子常犯雞爪風，一生氣準犯，有時兩手都抽，很難受，有什麼簡單的功法能預防？

答 一般說，女性抽雞爪風的比男性多，因為女性做飯洗衣做家務事，弄完熱水用涼水，尤其冬天，用涼水過多，肝經不知不覺就進去風。加上腎虧一點，百病趁虛而入。腎氣一足，涼點熱點都沒事，經常用涼水，涼氣侵犯肝經，血的循環慢了，供血慢了，涼氣聚在一點就抽了。有雞爪風病的人，經不住生氣，因為一生氣肝火就旺，肝氣一撞準抽，這叫病走熟路。

雞爪風發作，或者胳膊抽筋時立即揉外關穴，揉完外關揉曲池穴。哪個手抽就揉哪個手，抽的時候別緊張，盡量放鬆，多揉這兩個穴道能好，外關穴在腕背橫紋正中上二寸，尺、橈兩骨之間處（見穴位圖8）。曲池穴在大小臂一折這橫紋中處（見穴位圖7）。

有這種病的人，每天多揉揉外關、曲池，對預防犯病有作用。平時手酸軟，揉曲池，很快就舒服。

（九）歸元功（主治手抖顫）

問　我父親七十多歲，手總是發抖。本來他最喜歡書法，最近提筆就抖，有時吃飯夾菜都費勁，只好用勺子吃，他越發著急時越抖得厲害，能做什麼功法可治嗎？

答　做歸元功。

老年人手容易抖顫，主要是膽氣不足。平時好動氣的，容易傷肝、傷膽，到老了手就抖顫。這給生活帶來許多不便。這種病主要是由於元氣不足引起的，所以起名叫歸元功。

●動作如下：

將左臂抬起，往前伸與肩平。陽掌張開，手指縫要發氣。然後想中指、無名指貼上，必須要貼上，因為身上的手三陰還有足三陰，就是身上的陰經全合。右手從左腋下極泉穴舒展開（極泉穴在腋下有幾根毛之處），往前舒展到少海穴（見穴位圖9），少海穴屬手少陰心經，再往前到神門穴（見穴位圖6）、（圖66）。意念一想極泉，手心扶在極泉穴上，口水就來了，這個水是甜的，哪來的水，是極泉穴來的。泉水就是沒有離開山上的水，把這個水由極泉流到少海穴。所謂少海，就是一個小海，到這再往前搓，搓到神門穴。神門就是精神的門，都是手上心經，供血的。到這以後往前舒展，然後由手背往回捋到肩（圖67），然後由肩手捋到手，由手再回到肩，反覆這樣做，一去一回算一次，做二十一次。右手捋完換左手，動作是一樣的。意念想著穴道，手心扶到極泉，意念想極泉，肚子下頭就動。舌根下口水就來，心口窩就覺得舒服，這是元精，元神、元氣。手捋到神門穴時，意念想神門穴，自感精神就提起來了。手心捋到少海時停一停，到神門穴停一停。手心是勞宮穴，是心倉經，手一到神門，心裡就踏實。

剛才心裡還在動，想極泉時，明顯地感到心裡噗通噗通地動，等到手到少海時，心裡噗通得少一些，手一到神門，心裡就踏實了，不再噗通噗通地跳了，什麼道

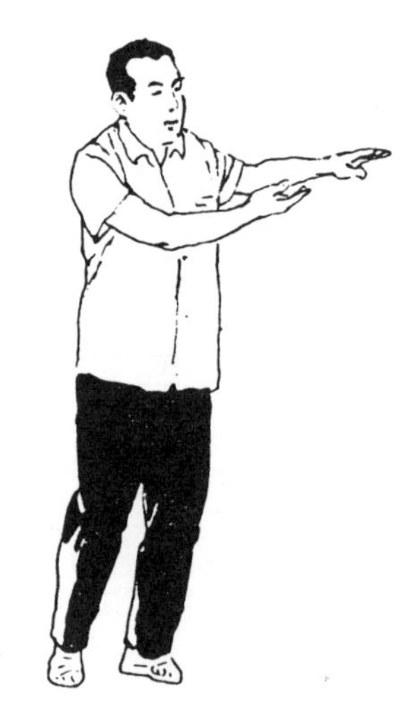

圖66

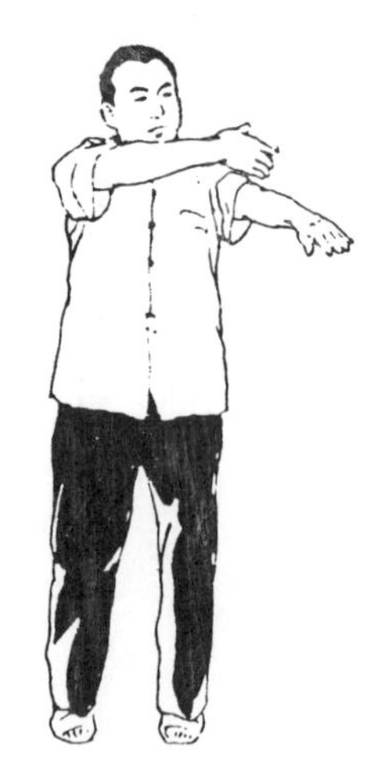

圖67

理？是經絡的關係。心屬火，手扶極泉，這裡是水，你要拿水去澆滅它，它不慌嗎，這叫水剋火，五行相生相剋。手一扶極泉，口水就來了，從舌根底下來的。舌是心之苗，舌告訴心臟，說水來了，咽不咽？為什麼手到少海，心就踏實點了，因為水往梢上去了，離心臟遠了。到神門後與它沒有關係。最後用手捏一捏中指，無名指，心就更為踏實，就等於安慰它。心一舒服，肝經、膽經踏實了。手所以抖顫是屬肝驚膽怕，氣血供不上。氣是壓迫血管壁的，叫氣血暢通。人身上的氣血一暢通，就無病。老人氣血虧多了，到時候就不行。所以中指、無名指捏完以後，就划到肩井，往上一提，到頭頂百會穴，然後往下由右肩再回來。又重來，一來一往算一次，左右各做二十一次。

來回捋時意念都要想想極泉、少海、神門穴。到中指、無名指時摸摸指肚、指甲蓋，這是什麼道理？是手三陰，手三陽。手三陰、手三陽是人身上氣血運行的主要通道。

（十）殺雞給猴看功（主治肩關節炎）

問　我有肩關節炎，疼得抬不起胳膊，梳頭、脫衣、穿衣都費勁，做什麼功法好？

答　做殺雞給猴看功。

●動作如下：

取站立式，凡是肩關節有毛病的，拍環跳穴（見穴位圖13），交叉著拍。比如左肩關節疼就拍右環跳，相反，右肩關節疼就拍左環跳。這是交感神經的原理。這種疼痛都是神經痛，通過交感神經的作用就能使其不疼。拍完左邊環跳，右肩舒服，同樣，拍完右環跳左肩舒服。

如果肩關節炎嚴重些的，拍環跳後胳膊還抬不起來，再加一個動作：用食指點一點抬臂穴（圖68），一點，胳膊就不疼了，就自然能抬起來了。抬臂穴在左鎖骨下雲門穴上方（見穴位圖6）。

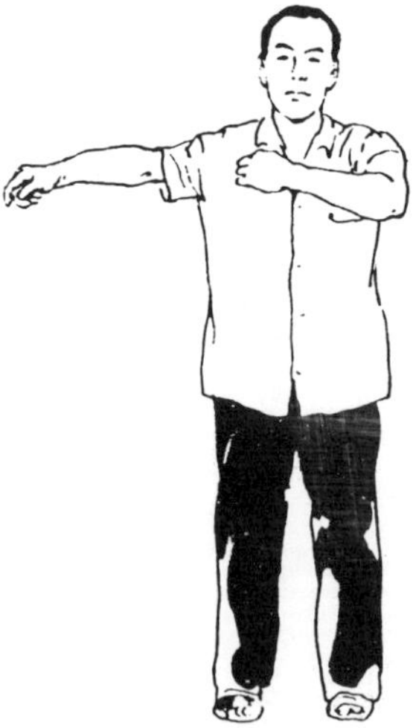

圖68

（十一）顏回轉腰功（主治肩周炎）

問 我的肩周炎已經好幾年了，曾用封閉療法治過，沒有徹底好。我害怕打針，最好教我個功法，能不打針就可治肩周炎的？

答 腰是管人體四肢活動的總機關，因此，由肩到手，由胯到足，這些地方的關節不舒服或者疼痛發脹，就活動腰，叫轉腰子。怎麼轉？如右肩有肩周炎，就想著左腎，俗稱腰子，用左腰子找右肩井，右胳膊自然抬起，腰就轉動起來了。過一會兒，想右腰子找左肩井，兩個腰子自動地就轉動起來，就這樣左右來回地轉動著腰子，全身隨著腰的轉動也自然地轉動，左右胳膊同時自然地隨著腰子轉動抬起。做到微微見汗為度。

這個功法過去叫顏回轉肩頭。顏回是孔子的弟子，才高命短。過去的說法，他不走運，老得轉腰子，轉不了腰子他就得吃苦，所以叫轉腰子，能治肩周炎。

（十二）上步功（主治腰傷、腰痛、腰椎間盤突出）

問 我的腰部自扭傷後，沒有徹底好，現在經常腰痛，幹點家務活累得直不起腰，還有腰椎間盤突出，做什麼功法？

答 有腰扭傷、腰疼痛、腰椎間盤突出一類慢性損傷的病人，平時可多做上步功。我先講一個病例。

一天，總政文工團的一位先生騎車來我家，到門口一下車突然把腰扭了，痛得不行。我把他扶到床上，抻他的左腿，問他右邊腰疼不疼？他說不疼。我又抻他的右腿，他說左邊腰疼極了。我繼續將他的右腿儘量往上抬起，過一會兒，他說不疼了，腰好了。

為什麼這樣容易治好？沒有什麼神秘的，只是交感神經的作用，左邊有病通過右邊來治，右邊有病通過左邊來治。腰椎間盤突出實際就是纖維環壓迫神經，壓迫左邊，右邊就不能動，壓迫右邊，左邊不能動。根據交感神經的原理，結合幾十年的實踐，我總結出上步功這個功法，通過交感神經使骨節拉開，骨膜增強，對治這一類病是有效的。

●**動作如下：**

取站立式。一開始邁左步，伸右手。手伸出去要往上構東西，儘量伸，但不要使勁。邁左步時左腿要使點勁兒往下跺，目的是把脊椎拉開，底下拉，上面也拉（圖69），這樣，腰就鬆了。左右循環地來回練，眼神看到哪，手、腳就要到哪。記住哪兒使勁哪兒不使勁，這是功法的關鍵。

（十三）上天梯功（主治腰肌勞損）

問 我是從事寫作的，有時寫東西坐久了起不來，腰發脹酸疼，

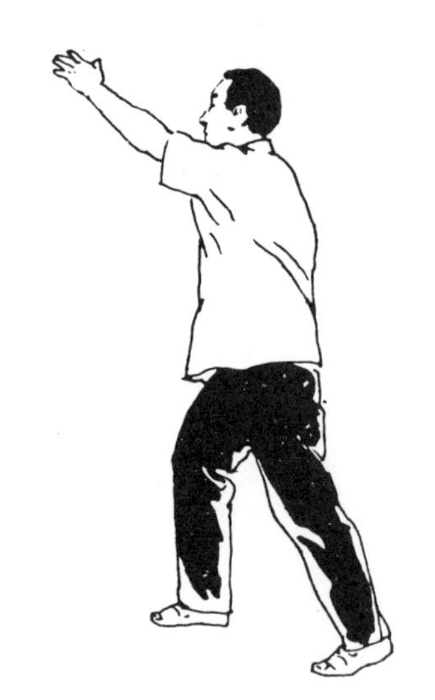
圖69

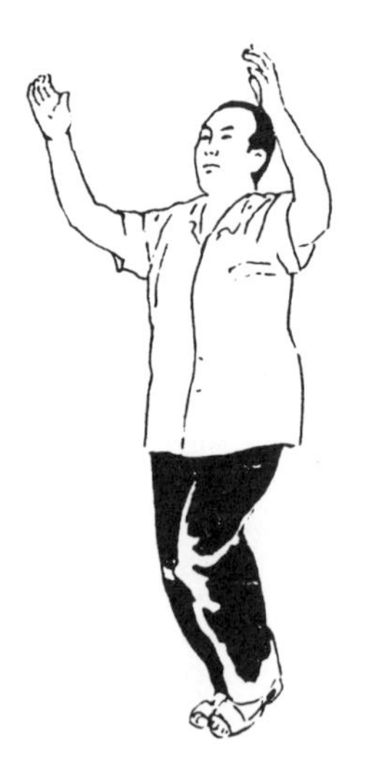
圖70

得用手扶著腰才能站起來，X光檢查，沒有毛病，練什麽功法？

答　我遇到過很多做文字工作的人，都有這種職業病，叫腰肌勞損，可做上天梯功。

●動作如下：

取站立式。好比上房，扶著貼在牆上的梯子的兩側，兩條腿就像平時上梯子那樣來回上（圖70）。做這個動作時意念想著真要上梯子，腰關節就活動開了。要上多少？不是只上房，上房才兩三公尺高，不管用，是要想著上天，天沒有邊，兩手就扶著梯子往上爬，感到自己的手跟天那麽高，做到渾身出汗為止。

做的時候一定要加意念，心想著天梯很高很高，我就是要上。如不加意念只用手腳比畫比畫，不起作用，那樣做，做多少也沒用，因為腰身得不到充分的活動，不容易出汗，不出汗腰就得不到調節，所以，全憑心意下功夫。

功法動作很簡單，凡經常伏案工作的人，都宜於常練，使腰關節得到鍛鍊。有的人腰疼，不及時調理，以為腰肌勞損不算病，不注意鍛鍊，日積月累，到老了腰疼得直不起來，這是常見的。腰是管四肢的總機關，對全身的活動起著重要作用，沒有腰痛的人，常練此功法也能收益。

（十四）蹲膝功（主治膝關節炎）

問 我膝關節炎比較嚴重，尤其到了冬天，連上下樓都疼，做什麼功法可以減輕？

答 治關節炎的功法很多，膝關節有毛病的人可經常做做蹲膝功。

顧名思義，蹲膝功就是要蹲，但蹲的位置要合適才能治關節炎。髕骨（即膝蓋）裡有十字韌帶，半月板，它們之間由骨膜連著的。這個功法就是通過蹲的動作，增強骨膜關係，使關節不合的合起來。

●動作如下：

取站立式。膝蓋下蹲，像過去旗人請安一樣，蹲的時候，腰要立直，眼神往前看，恭恭敬敬的樣子，要求蹲到什麼程度才合適？要求髕骨落在兩個腳指甲蓋的根上（圖71），不能超前超後，也不能偏左偏右，即髕骨蹲下時往大拇指這邊別超過大拇指，往小拇指這邊也別超過小拇指。超過了為偏，偏了就取不到療效。慢慢蹲，慢慢起，反覆七次。

開始做的時候，不易蹲的合適，不要心急。蹲合適了，又酸又脹，不要怕疼，等一會兒氣就升上來了，對調節骨膜關係

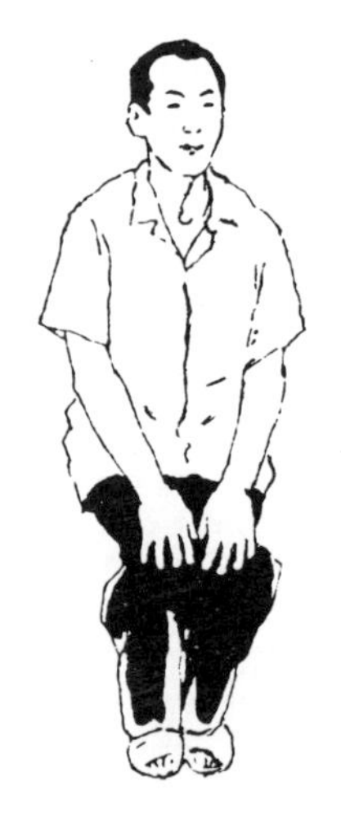

圖71

就起作用。

每天練的次數不限，也不用收功，做完就完。

（十五）安慰功（主治老年膝關節炎）

問 我父母快七十歲了，也常鬧膝蓋疼，常年離不開護膝，他們蹲身有困難，如果能有一些運動量小，動作又簡單的功法讓他們也能做做最好。

答 年歲大的人不能蹲身，可選擇做安慰功。

●**動作如下：**

取坐式，坐好後，用手順著膝蓋邊緣，一點一點地摸它。摸的時候要加意念，想著：別疼了，等一會兒就會好的。就如同安慰病人一樣。一面想，一面用手心圍著膝蓋的骨縫慢慢走，別用力，輕輕的似沾非沾，圍著骨縫摸，轉完一圈，手心的熱氣就進骨縫去了，裡面有點熱乎乎的，挺舒服，接著做，一圈一圈地給它熱氣，老想著安慰它就可以了。

做的次數不限，做的時候也用不著數做了多少圈，隨時都可以用。

有人以為這是什麼發功、發氣，靠外氣不行，自己的病要靠自己的氣去治理、調節。

這個功法簡單好做，對老年人和體質弱的人鍛鍊，效果是不錯的。

有位五十多歲的離休幹部，她做了乳腺癌切除手術那年，整個冬天膝關節疼得厲害，上樓很艱難。大夫懷疑是膝關節炎發作，我教她做安慰功，她堅持了一個多月，膝蓋不疼了。

還有一位七十五歲的老太太，常年膝蓋疼，陰天下雨連走路都費勁，也是做了安慰功，全好了。通過這兩個病例說明安慰功對膝關節炎是有效的，因為是通過自己的心氣去安慰它，收效快。

（十六）抱、托、搓功（主治關節疼痛）

問 我愛好體育，喜歡踢足球，有時一場球下來[illegible]大汗，沒有及時穿上外衣褲，受了風寒，引起兩膝關節常酸痛，練什麼功法？

答 練抱、托、搓功。

這個功法主要的穴位是三個：陽陵泉、環跳、風市。通過抱、托、搓的動作，穴道就起作用。做功之前，先弄清這三個穴道的位置和作用。

陽陵泉——屈膝取穴，在腓骨小頭前下方凹陷處（見穴位圖12）。

環跳——自己將腳後跟往臀部一貼處（見穴位圖12）。

風市——兩手下垂，中指尖下垂在大腿兩側所點到之處（見穴位圖12）。

這三個穴道屬足少陽膽經，主治膝關節疼，下肢麻木、癱瘓。

●動作如下：

取站立式。兩腳並齊，用兩手心抱住陽陵泉穴。怎樣抱？是把自己整個抱起來，意念一抱能端起自己（圖72），當然要用力氣。過去我在學校講課，讓學生兩手抱著陽陵泉賽跑，對增強膝關節的骨膜很有幫助。

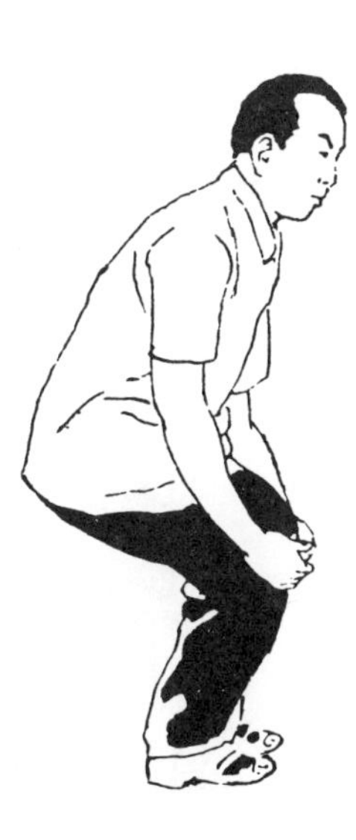
圖72

抱住陽陵泉後，再用兩手托環跳，怎樣托？托的時候身體要往下坐，隨坐隨托，把整個身體托起來。

這兩個動作完成後就上下來回搓風市穴。風市穴是風的市場，三十六種風，什麼歪風、斜風都在這個市場裡頭，搓風市，就是要打爛這個風市場。腰酸腿疼、關節受風寒疼痛，都是由風市穴進的風。

全套功法做二十一次，不用收功，每天做兩三次都可以。

●**要領：**

做每個動作時都要加意念，比如抱陽陵泉時，意念就要想陽陵泉穴；托環跳時，就要想環跳穴；搓風市時，就要想風市穴。

（十七）三穴功（主治寒腿）

問 我有寒腿病，似乎穿多少都不保暖似的，三伏天也要穿棉毛褲，做什麼功法呢？

答 寒腿，主要是寒在下肢，由膝往下。寒腿的根在環跳、陽陵泉、絕骨這三個穴位，可做三穴功。

先弄清三個穴位的位置：

環跳、陽陵泉——參見前一節抱托搓功。

絕骨——外踝子骨尖上三寸（見穴位圖12），此穴也叫懸鐘。

動作如下：

1. 搓捏環跳（圖72）、搓陽陵泉（圖74）、搓絕骨（圖75）這三個穴位，由上

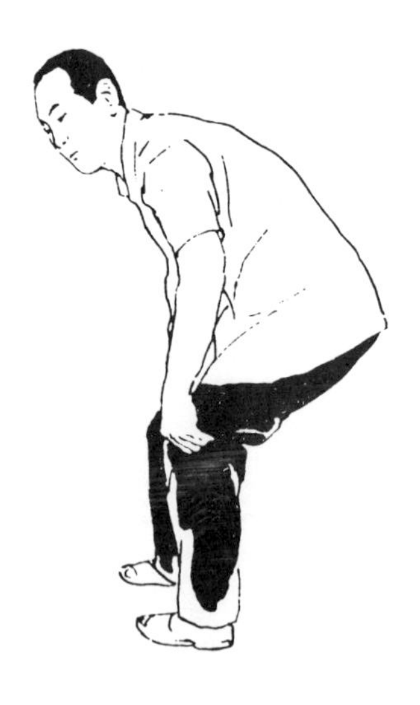

圖74

圖73

往下搓，次數不限，做到微微見汗為度。絕骨對面是三陰交穴（見穴位圖14），三陰交補氣的，可多搓。

2.搓的時候，對膝關節要做安慰功。兩手心對著髕骨圍著骨縫撫摸安慰它。寒腿也是因腎虧而得，腎一虛，百病乘虛而入，各內臟機能健全，邪風則進不去，髕骨尖犢鼻穴也是最容易進風的，風寒進來往下走，膝關節疼，腿也寒痛，所以要通過手心用自己的心氣去治，圍著髕骨縫，一點一點地摸它，意念想：給你點熱氣，給你點熱氣！這樣一來，手心會越來越熱，熱氣隨骨縫進去，整條腿慢慢就發暖了。

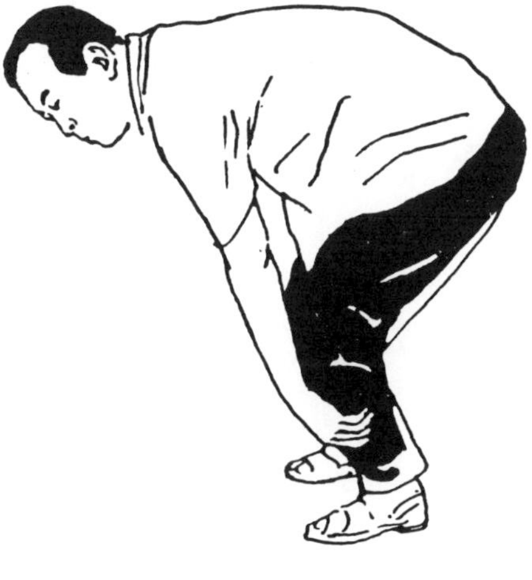

3.搓的時候，不要用手直接貼著骨縫，要隔一層布，也是緩衝一下的意思。凡是寒腿的人，除了注意保暖，下肢不要受寒外，經常揉揉搓搓這三個穴道，寒腿病一定會好。

圖75

（十八）揉外關功（主治手指腳趾傷疼）

問 前些日子，我們搬家，不小心給東西砸傷了手指，淤血了，又腫又疼，不能彎曲，能用什麼功法治嗎？

答 可以墊塊手絹來回地摸，摸到感覺哪個地方發硬，就是哪個地方淤血，墊著手絹容易摸得更清楚。然後輕輕地上下左右來回地捋捋，把淤血散開，讓它自己回流，覺得鬆快，不發硬了就好了，接著再點點外關穴（在腕背橫紋正中上二寸，尺、橈兩骨之間，見穴位圖8）。外關穴是筋（舒張肌，收縮肌）的總關，管舒筋活血。有時打球、幹活不留神，手指、腳趾容易給碰傷，說重吧，不重，說輕也不輕，怪難受的，自己用手指揉揉外關穴，很管用。有時手提東西費勁，或者手攥著，突然伸不開時，立即揉揉就行。

這個小功法在日常生活中很有用。

（十九）抻懶筋功（主治小腿酸疼）

問 我特別容易感冒，一感冒脖子抬不起，腰酸腿痛，走路乏力，小腿疼極了，有什麼功法可治？

答 小腿發酸多是由於疲勞，你感冒後小腿酸疼多半是因為受了風寒所致，可做抻懶筋功，它有助於增強小腿的腿力。

●動作如下：

站好將左腳伸出來，腳後跟著地，腳尖往上翹，腳大趾往鼻子尖方向搆（圖76）。這個動作就是抻左腳的懶筋了，左右來回輪流做，各做七次。懶筋給舒展開，小腿不酸，腰不疼，脖子也就抬起來了。

這是什麼道理呢？因為左邊腳後跟通右邊的脖筋，右腳後跟通左邊的脖筋。練武術的人練成功的就是將這條懶筋拉長，叫做「寧要筋長一寸，不要肉厚三分。」

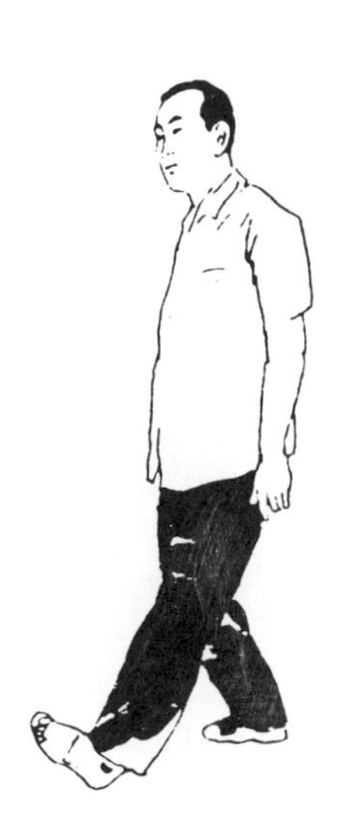
圖76

（二十）三到功（通氣血、強筋骨）

問 我看書或寫作久了，後背發硬，脖子酸疼，有什麼功法可練嗎？

答 練習「三到功」。三到即眼到、手到、身到，這樣可以帶動氣血，氣血一通，全身也就不疼了。

●**動作如下：**

這個功實際是外三合，以腰為軸，帶動四肢，開始左右轉，轉轉就轉大一些了，然後拿左手摸右膝、右大腿（圖77）再用右手摸左膝、左大腿，也要越自然越好，不要彎腰去硬摸。關鍵要注意摸腿，幌幌悠悠的才好，以腰為軸來回轉，眼神看到哪轉到哪，手也要摸到哪。比如眼睛看左腿外側，就拿右手摸左腿的外側，左右交叉。

摸不著時可慢慢蹲一蹲身就摸著了，自然放鬆，慢慢轉，似懶洋洋的，眼神往上看右肩，手隨著自然悠蕩起來，右肩看完看左肩，一看左肩右手悠蕩起來，別使勁，目的是活動腰，增加腿部力量，使全身氣血通暢，補養氣血，增強腿力。

（二十一）獅子搖頭滾珠丹功

（主治下半身關節炎、腰肌勞損）

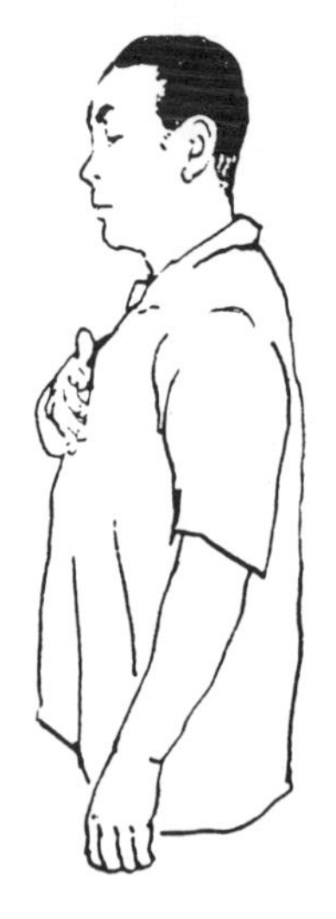

圖78

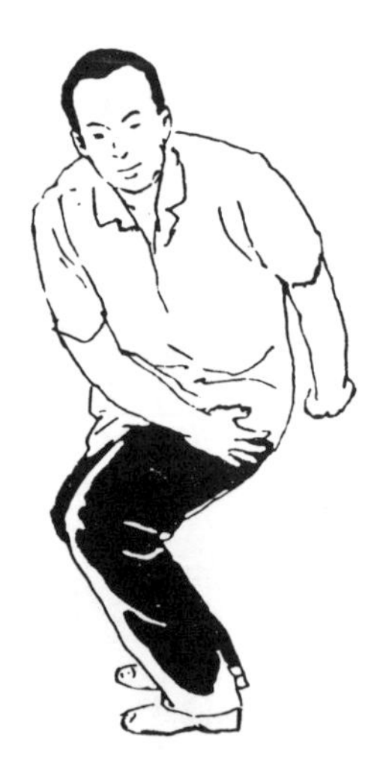

圖77

問 我常常坐久了站不起來，得兩手扶著腰很費力才能起身，腰還得拱著，過一會兒才能直起來，腿腳關節發炎，練什麼功法好？

答 你說的病是腰肌勞損，可以練獅子搖頭滾珠丹功。

●動作如下：

右手的三個手指尖，點一點左氣衝（圖78）。氣衝穴在小肚子邊緣靠近股腹溝處（見穴位圖4），左邊叫左氣衝，右邊叫右氣衝。

用意念想右手的三個手指尖點一點左氣衝，由此往上提，提到左邊乳頭，然後平拉到右邊乳頭，像蝸牛爬牆一樣，慢慢地走個一字，然後手直線向上提到右邊頭維，手隨心想奔左翳風穴（圖79），翳風

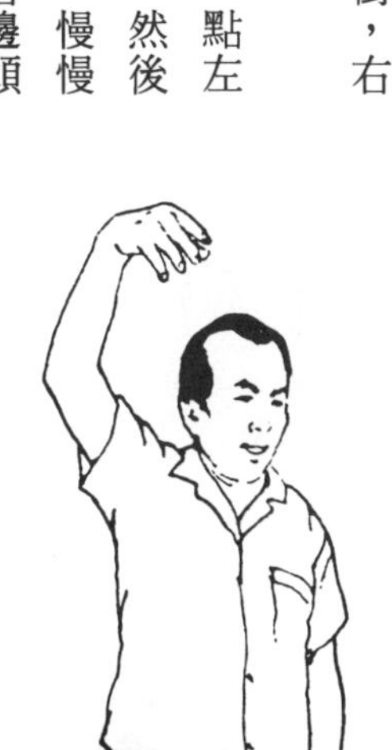

圖79

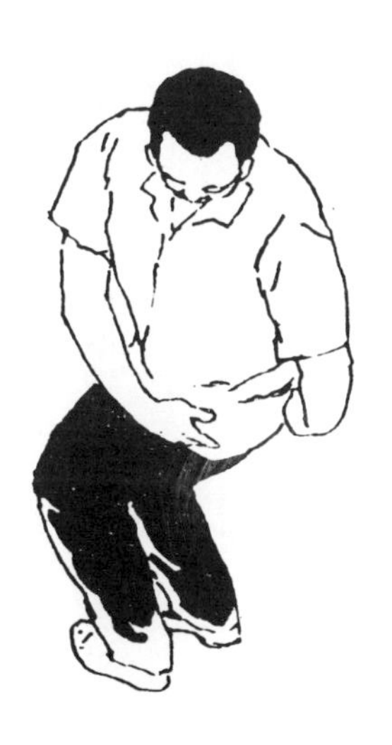

圖80

在耳垂後邊，下頜角與乳突之間，即把嘴張開，耳背後凹進去那點就是（見穴位圖2）。手到了翳風，身上就有鬆弛的感覺。這時，手到右頭維，意念想手托一個圓球（意念托著太陽），這個球圍著身上轉，即右手抱球從胸往下去，由左乳到左環跳穴（圖80）。

手由左環跳往下奔左陽陵泉，陽陵泉穴在腓骨小頭最高點的前下方（見穴位圖12）。從陽陵泉直奔絕骨穴（圖81）。外踝上三寸這點叫絕骨穴（懸鐘，見穴位圖12）。總之，想到哪個穴位，手隨著到了哪個穴位，手心跟球在一個直徑上，球隨手滾動。到了絕骨穴，什麽也不想了，慢慢地站起來。然後用左手同上邊一樣動作反方向做一遍。即左手點右氣衝，提到右乳頭，平拉到左乳頭，直線上升提到左頭維，到右翳風，手如夾一個大圓球，從胸往下滾去，到右環跳，右陽陵泉，右絕骨，然後全鬆弛了，什麽也不想了，慢慢地立直身。左右反覆做完算一次，每天做三、四次，對治療下半身關節炎及腰肌勞損很有益。

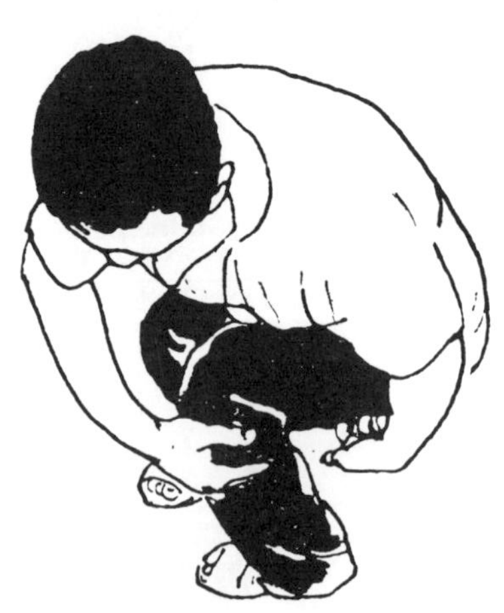

圖81

第三節　其　他

（一）手背外旋功（主治便秘、大便乾燥）

問　我六十七歲了，最苦惱的就是便秘，三、四天不大便是常事，每次都靠吃輕瀉藥才能大便，這些藥吃多了，胃受影響。不吃吧，七八天也難得痛痛快快排便，肚子鼓脹難受極了，再加上痔瘡，大便乾燥如同羊糞，大便一次，大汗淋漓，極為痛苦，有沒有動作簡單又行之有效的功法？

答　便秘是老年人的常見病，因為老年人體力活動減少了，有的人年歲大了，牙齒不好，不能吃粗纖維的食物，多是吃一些細、軟的東西。腸蠕動減少，結腸直腸的蠕動力減弱，直腸肌肉萎縮，張力減退，排便無力。你不妨試試做手背外旋功，動作很簡單，容易做，只要做二十分鐘，就見效。這個功法治好很多便秘的病人，這點是有數據的。一位八十七歲高齡的老人，受盡便秘之苦，後來堅持每天練這個功法，便秘全好了。大便一通暢，胃口也好了，睡得也香了，這是其中一例。

●**動作如下：**

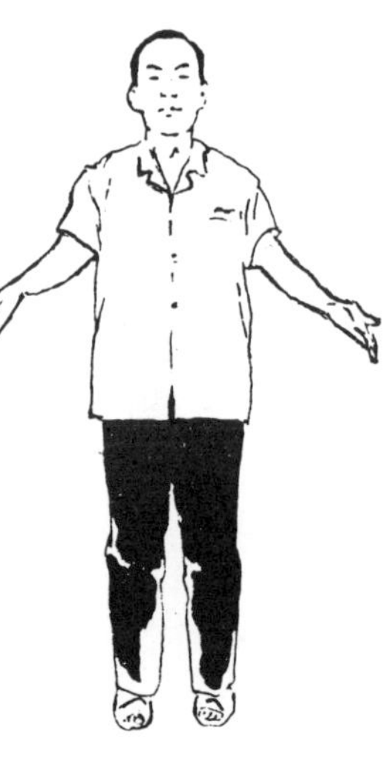
圖82

取站立式。兩手背外旋（即兩手心往外翻，見圖82），翻到極點，不能再翻了，手放鬆還原，然後又繼續往外翻，動作如前，反覆做二十分鐘。

在手背外旋時，意念要想想兩手的大陵穴和神門穴。大陵穴的位置在手腕橫紋處，中指往手腕走，走到手腕橫紋間對正中指那點就是，在它外側邊是神門穴，即小手指與無名指空隙間也往下走直到手腕橫紋對準空隙那點（見穴位圖6，神門穴是主治清心泄熱的，所以做動作前一定要想這兩個穴道）。手背外旋到極點時，孔最穴會有反映，自己能感覺出來。孔最穴在哪裡？大小臂一折，另一手四個手指扶在關節處，靠近小手指旁正中間的位置（見穴位圖6）。

顧名思義，孔最是人身上最大的一個窟窿，而最大的窟窿就是肛門，所以肛門病，包括內痔、外痔、混合痔、肛瘻，經常揉揉孔最穴就能好。

沒有便秘的人不要做這個功法，否則會翻腸倒肚，很不舒服。

治大便乾燥還有一法：蹲在馬桶時，兩腳尖往裡扣，使肛門鬆弛。如兩腳撇開，肛門括約肌收緊，大便就費勁。相反，兩腳尖往裡扣，大便就不費勁。如果腳尖已經往裡扣了還便不出，就張開嘴笑，要真笑，一笑就能解出來了。

（二）手背內旋功（主治五更泄）

問 五更泄能治嗎？天一亮準得跑廁所泄肚，經常是從廁所出來腰帶尚未繫好，又有便意，馬上又進廁所，弄得疲憊不堪，有什麼功法能治這種病？

答 前面講的是手背外旋功，專管治便秘的。你得五更泄這種病，有一個功法叫手背內旋功。動作同外旋功正好相反。

●動作如下：

兩手心往裡翻（即手背內旋），翻到極點，不能內翻了，感到孔最穴有反映，手就放鬆，還原後又接著往內翻，反覆做二十分鐘（圖83）。所不同的是做的時候不是想大陵和神門，而是想著孔最穴（參見穴位圖6）。做這個動作時，肛門括約肌在收縮，有提肛的感覺就對了。

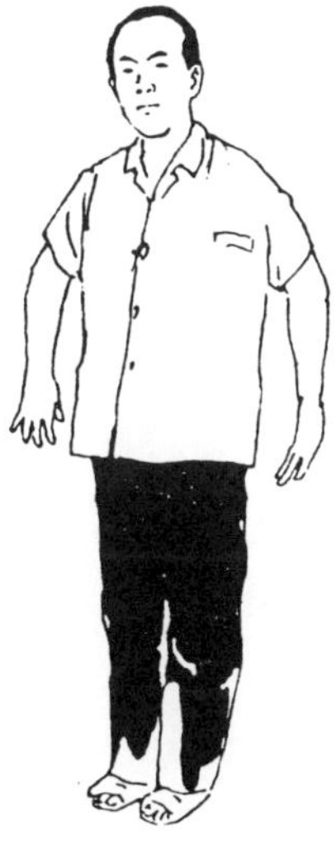

圖83

記住：治五更泄、腹瀉是手背內旋，治便秘者，手背外旋。一個「內」、一個「外」，一字之差，做錯了效果相反。

（三）金雞獨立功（主治肛門病）

問 什麼功法能治肛門病？

答 大腸熱盛會產生肛門病，肛門病很多，有內痔、外痔、混合痔的，可以用食指，中指，無名指三個手指揉揉孔最穴，然後做金雞獨立功。

為什麼叫金雞獨立呢？這個姿勢是以一條腿支持體重，而另一腿屈膝提起垂懸不落，形如雞之單腿獨立的狀態。

●動作如下：

1.立正站好，兩手與肩同寬，兩眼平視前方，兩掌心互相翻轉向左前方移動，右掌伸到左肘下，掌心向下，虎口朝後，左掌心向上，虎口朝前，左腳落平，弓左膝成左弓步式，重心移至左腳，視線注於右掌食指尖，意念在左掌掌心，這時感覺

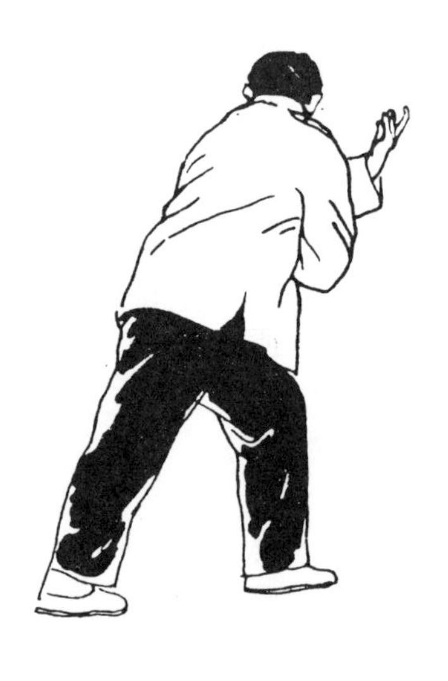

圖84

左腿發脹、發熱，兩掌掌心蠕動（圖84）。

2.右掌上捧，右掌以食指尖引導貼左臂下，向左前方往上舒伸，領腰長身，當右臂彎向前達到左掌下時，提起右膝，右掌指尖上指，繼續向右轉動。當身轉向正前方時，右掌高舉，掌心向左，指尖向上，左掌指尖下懸垂於右腳腳跟；身向正東，左腳單腳獨立，眼向正前方平遠看，意在右膝膝蓋尖。感到腰部發熱，左腿發酸、發熱，右膝特別有勁（圖85）。

3.雙掌滾轉，左膝鬆力向下蹲身，右腳下落，腳跟著地，弓右膝成右弓步式；同時，右掌心向上，虎口向前，左掌貼於右肘尖外側，掌心向下，虎口向後；重心在右腳，視線注於左掌食指尖，意在右掌掌心。感到右腿發脹、發熱，兩掌掌心蠕

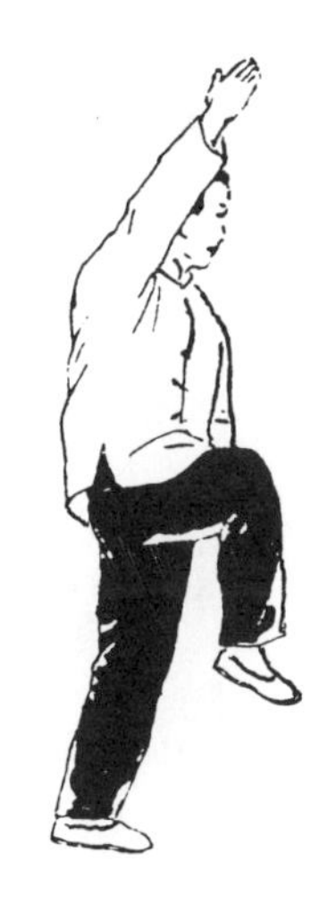
圖85

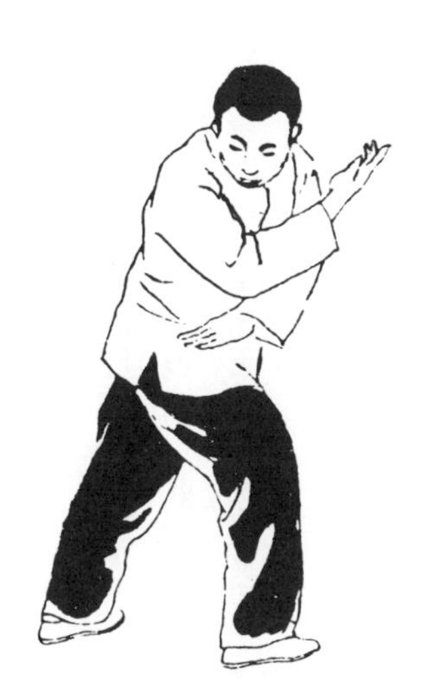
圖86

動（圖86）。

4.左掌上捧，左掌以食指尖引導貼在右臂下，向右前方往上舒伸，領腰長身；當左臂彎向前達到右掌下時，提起左膝，左掌指尖上指，繼續向左轉動，當時轉向正前方時，左掌高舉，掌心向右，指尖向上；右掌指尖下指懸垂於左腳腳跟；身向正東，右腳單腳獨立，眼向正前方平遠看，意在左腳膝蓋尖上。感到腰部發熱，右腿發酸，發熱，左膝特別有勁（圖87）。

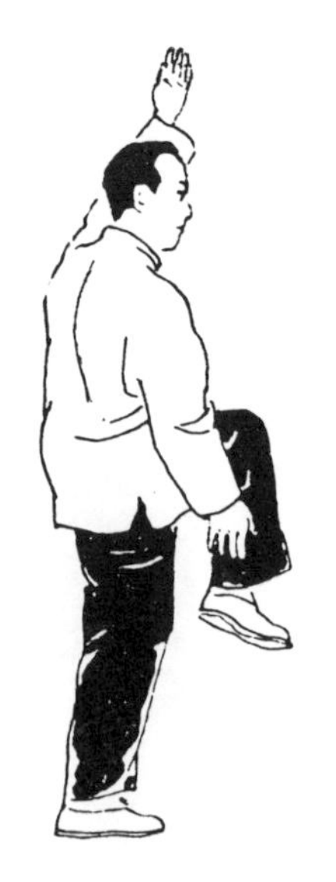

圖87

這個姿勢一起一落，括約肌來回收縮，等於摩擦肛門，所有的肛門病都能治。

年歲大的病人不方便做，就多用三指揉搓孔最穴，天天堅持，很快也能收效。揉搓多長時間沒有硬性規定，自己感到肛門括約肌不斷收縮，舒服就得，每天的次數多少可根據自己情況而定。

（四）揉孔最功（主治脫肛）

問　有什麼功法能治脫肛的？聽說都是大人得這種病，為什麼我們家小孩也脫肛，全家都為此發愁。

答　所謂脫肛就是大腸頭從肛門突出來回不去。得這種病的人各自原因不同。多數是由於過力，受涼過度，饑餓勞碌過度造成的。比如端東西，腳、腿、腰都要使勁兒，達於脊椎，行於手指，這是氣的運行過程。在舊社會幹苦力的，常常因過力或饑餓勞碌得這種病。還有就是年歲大的老人，氣力極弱，也會得脫肛病。還有就是由於氣血虧損，操勞過度。小孩脫肛則是先天不足。

這種病怎麼治呢？做揉孔最功。

●動作如下：

多揉孔最穴（穴位圖見前一節）。一揉孔最穴，肛門就動，使肛門放鬆很重要，因為大腸頭出來肛門還是緊的，一壓縮大腸頭就出來了，所以要使肛門鬆弛，然後用手指打小肚子，輕輕地拍。最好用一塊冰在肛門頭一激，如沒有冰塊，用冷水也行，大腸頭就會收回去。

小孩子先天不足，脫肛，因體質太弱，就拍他的百會穴（見穴位圖3）。一拍百會穴，小孩一驚，大腸頭就收回。如果拍百會穴也不行，就多揉揉百會穴，但不能像大人脫肛時拍小肚子，小孩的小肚子拍不得。

（五）提氣功（主治子宮下垂）

問 我有子宮下垂的病，不太嚴重，但也常感到小腹下墜，尿頻，體倦乏力，心悸氣短。另外身體也虛胖了，做什麼功法才能改變目前狀況。

答 子宮下垂主要是氣虛引起的病，可練提氣功。這個功法很簡單，一句話，就是將氣從下面提起來。在肚臍下一寸半，是氣海穴，把這個氣往上提，主要是收縮肛門括約肌，收了以後，下腹部氣血調理，可治子宮下垂。

●動作如下：

意念想命門（命門在左腰的右側，右腰的左側，見穴位圖5），肚臍覺得一蹩，氣海往後收，肚臍和命門一貼，氣就上來了，感覺手心也通了，腳心也通了，下部的氣就足了。

練習的時候，站著、坐著都可以練，感到身上微微出汗為度。

在這個功法上再加意念想想陽池穴，還能治子宮歪斜。陽池穴在無名指與小手間到手腕處，尺骨頭裡面有個穴叫陽池穴（見穴位圖8）想著就行。

這個功法是往上提氣，經常做，還可以減肥。即先想陽池穴朝天，後想命門，肚臍一收，氣就往上提，不斷地反覆想，肚臍不斷往裡收。

（六）扒土功（主治前列腺炎、睪丸腫大）

問 我有前列腺炎，老要排尿，夜裡更多，非常痛苦，剛要睡著，馬上又要起來上廁所，冬天夜裡起來容易著涼。有時，突然由尿頻變為排尿困難，怎麼辦？有什麼功法可做？

答 我接觸到的男性老年人當中，不少人或輕或重的都有這種病。前列腺炎是腎臟產生的病。腎屬水，用什麼來剋呢？意念想著用土來剋，練扒土功。

●動作如下：

取站立式。兩腳分開與肩同寬，鬆肩墜肘，兩臂自抬，抬起後大指朝天，小指朝地，兩手往前一伸，兩手心翻轉要扒土，這時變成大指朝地，小指朝天，用力將面前一堆土扒到身背後，用這個土撞命門，腳跟隨著扒土撞命門翹起離地（圖88），一想到土已撞到命門了，腳跟就落地。反覆這樣做，微微見汗為度。不用收功，

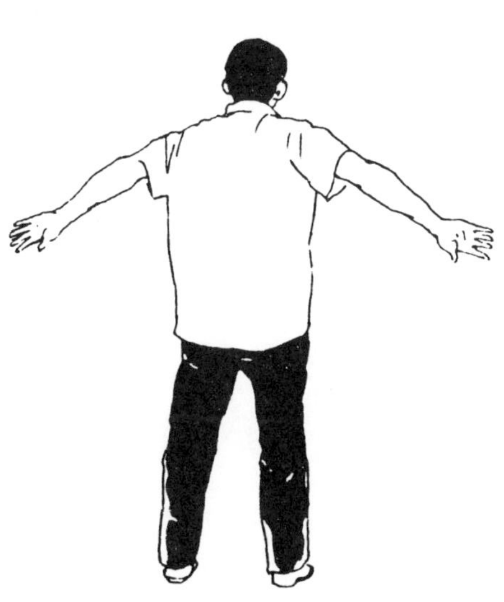

圖88

做完即可。

要領是要想到用土撞命門，要含「撞」這個意，經常練這個功法，類似什麼附睪、睪丸腫大等等症狀都能好。

（七）臍門功（主治前列腺炎、尿頻、滑精）

問 我患前列腺炎已有三、四年了，尿頻、下墜、滑精，做什麼功法？

答 凡有前列腺炎、尿頻、滑精或者子宮下垂等下腹部病症的，都可做臍門功。

●**動作如下：**

站、坐、臥式均可。意念想命門（兩腰子中間），一想命門，肚臍有抽後收縮往上提，氣就上來。就這樣反覆地想命門，想肚臍。想肚臍時間要短，想命門的時間要長一些。當命門與肚臍相貼時，會陰自然有往上提之意，這對前列腺炎很有效。

（八）七椎功（主治無名腫毒、熱毒、陰毒）

問 我經常長小癤子，是否血有毛病，有沒有功法能治？

答 這種小癤子也可以叫做無名腫毒，中醫講，聚了熱血要生瘡，聚了冷血筋骨痛。經常生瘡、長癤子是聚了內熱，可做七椎功。

●動作如下：

1.揉夾脊穴，膻中穴對著後背是夾脊穴（見穴位圖5），意念想的是膻中穴，熱血就會散，熱血散，瘡自消。

2.順湧泉穴散熱。揉完夾脊穴以後，再加一個動作，身體重心放在左腿，右腳跟沾地，腳尖朝天，還想著膻中穴，讓熱氣往下走，順湧泉穴排出去，排一會兒，覺得腳心發涼氣，然後右腳落下，放平，膝蓋微屈，把左腳後跟撓起來，順左腳心往後看，重心放在右腳，意念還要想著膻中穴，熱氣慢慢就會從腳心往後排出。左右反覆做，微微出汗為度。

凡是生瘡、長小癤、長疙瘩，都是熱毒聚在一個地方，熱血沒有散開所致。熱太大就產生熱毒，太涼了又產生陰毒，如脈管炎、靜脈曲張、靜脈長疙瘩等等。過去燒鍋爐的人，老拿鐵鐵添煤，腳使勁兒，胳膊也要使勁，火氣都到手腳上來了，血液回流不好，血管發脹了，青筋暴露，形成靜脈曲張。還有捕魚的人，老在冰冷的涼水抱著，兩腳的血液回流不暢，結在一起，道理是一樣的，也可練這個功法，多揉膻中穴，也是像上面講的一樣，左右腳轉換使涼氣從腳心排出，筋骨就不疼了。

（九）捋眉功（主治鼻炎）

問　我有慢性鼻炎，鼻涕很多，每天早晨睡醒特別厲害，鼻塞、頭痛，請教我個功法？

答 做捋眉功。

●動作如下：

兩手食指捋兩眉，先從眉攢穴捋起（圖89）。一直捋到眉梢絲竹空穴，兩邊同時做，一共捋九次。最後第十次時不用捋了，兩食指在眉攢上點一點，然後再點點迎香穴（在鼻翼兩旁謂之迎香，見穴位圖1和圖90）。迎香這個穴位通鼻開竅，可以多揉。有時感冒鼻子不通氣，揉揉迎香穴就通氣。

捋的時候不要心急貪快，慢慢捋，捋完一下再捋一下。不用收功，捋完就完，每天次數不限，感到舒適為度。

圖89

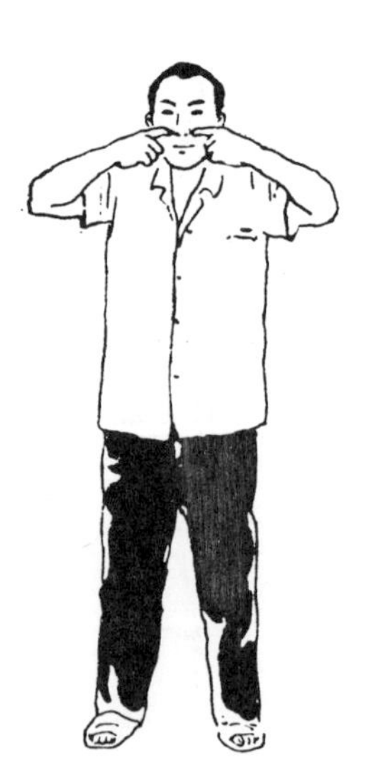

圖90

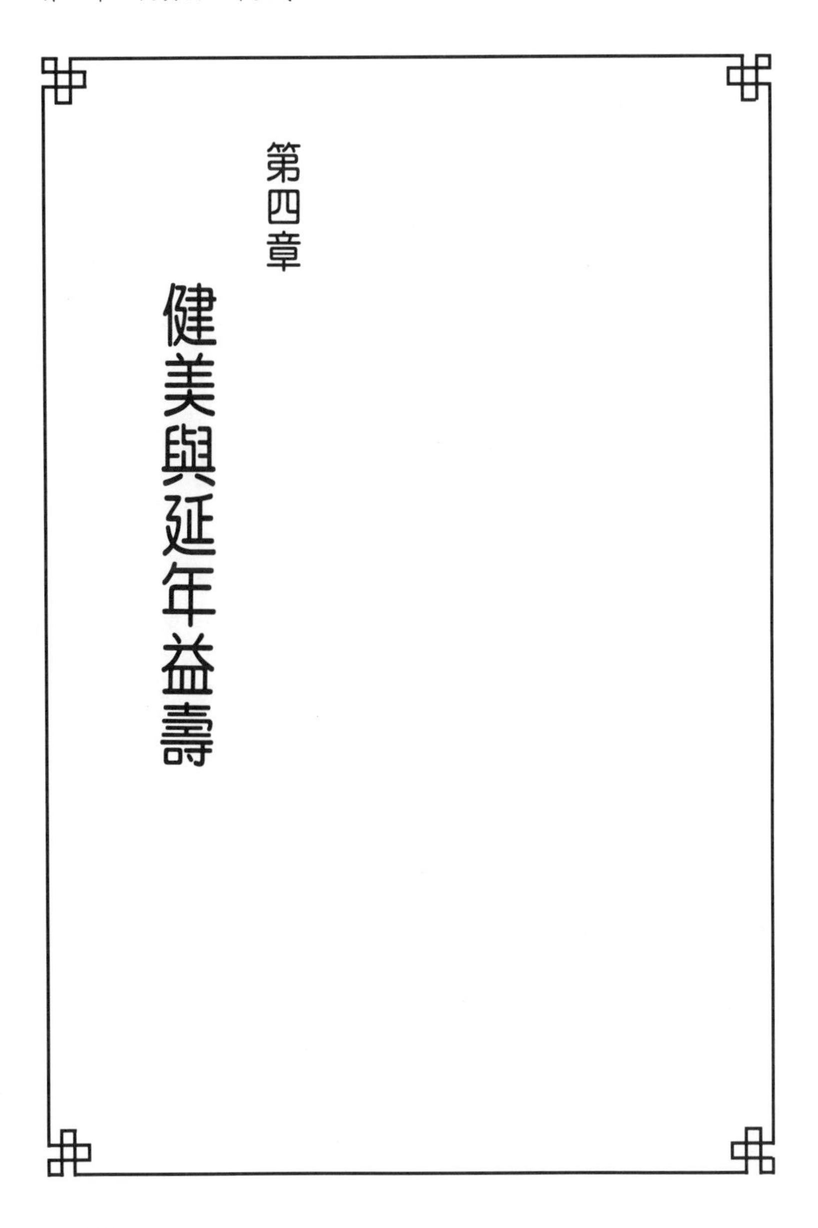

第四章

健美與延年益壽

俗話說，錢可買到一切，就是買不到健康，更買不到健美和長壽。但是，堅持運動，自我調節就能如願以償，少者神采飛揚，英姿颯爽，長者返老還童，健步如飛，關鍵是不避寒暑，堅持運動且要持之以恆。下列的小功法，有助於健美和長壽，不妨一試。

第一節　長　壽

（一）神明功（調理陰陽、健身防病）

問　我們都是上了歲數的人，體質日漸虛弱，做什麼功法有助於增強體質，延年益壽？

答　體質弱，經常小病不斷的人可做神明功。神，指的是大腦，明，則是鏡子，所謂明鑒，意思就是用一面鏡子照照自己的本身，看有什麼病，要照一照，自己再想一想，這叫三省吾身，檢查自己。這個功法每天練，對身體健康幫助很大。

神明功又叫神明樁。主要的注意後谿穴，攥上拳靠近小指的第二條紋的位置（見穴位圖9）。後谿穴是督脈；督脈就是從會陰起，從後面上來沿著脊柱裡面上行至頭頂往下到人中穴，這叫督脈。後谿與氣海相貼（氣海在肚臍下一寸五的位置）。經常做，可治二十四種病，一年二十四節氣，無論得的什麼病症，守著這後谿，就可以使這個病魔消除。

●動作如下：

取站立式。立正站好，兩腳靠攏並齊，眼神平視前方，意念想兩手的大陵（見穴位圖6）再想想陽池穴（見穴位圖8），兩手自動就向上升起（圖91）。再想想神闕（肚臍眼），這時兩手十個手指尖順著神闕往裡伸，意念想著把肚臍裡不好的東西全給它掏出來。然後陽池穴朝外朝下，這時雲門穴有反映。然後陽池朝天，就從兩側往上，朝天以後，把指尖從肚臍裡頭掏出來的壞東西全扔到上空，眼神仰視，兩手追眼神（圖92），然後兩手合抱，手不要落下。鬆腳腕，膝蓋往上提，鬆胯，鬆肩墜肘，這時手上有感覺。想左手後

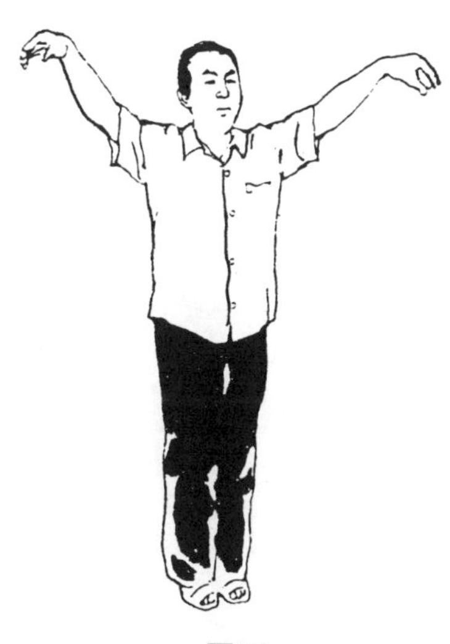

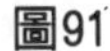

圖91

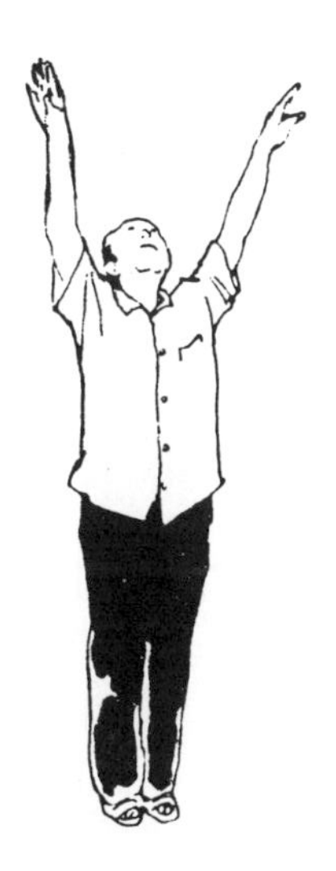

圖92

谿穴與氣海穴相貼，貼上後再想右手大陵穴對正左手心的內勞宮，右手大指指甲對正膻中穴（圖93），意念老守著後谿，脊背由尾骶骨就會逐漸往上發熱，熱到極點，從頭頂再往前落，通任脈。任脈叫承漿穴，即下嘴唇下邊，叫胡髭的「髭」那點，一直到會陰，這叫任脈。守一會兒，任督二脈一通，除去病根。然後再把眼神放出去，放遠，即兩腳往平處看，再斜上一點，斜上的高度不要超過眉，這就看見天，看到極點，有時要眨眼時，眼皮要撂，讓它自然撂，不要管它。自然撂的時候，覺得眼前上邊是白的，為天，白光下面是黑的為地。看見天地以後，把自己本身落在天地之間，全身透空，這是什麼意思？就是說毛孔都張開了。發覺身體又落下來時，這會兒馬上再意守後谿。

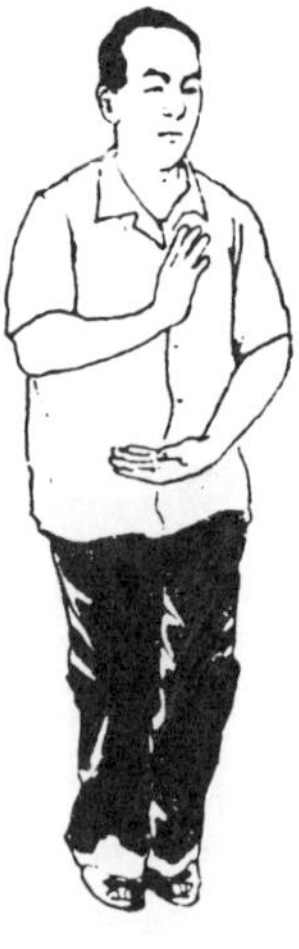

圖93

●收功動作：

上面右手手心轉向朝下，使右手心往左手心上落，落時，手大指甲抵著肚臍，一點肚臍，肚臍一癟，右手就滾轉，由陽掌變陰掌。就在這滾轉之間，陰陽變化之間，下邊手不要動，上邊的左手心和右手必須對正，距離三指（圖94）。這時，下邊的手不要動，左手指尖往前，像擰盒蓋。在這種轉動時候，兩手心中間有氣感。氣感很強時就要翻，不強時就要多擰一擰，擰時手心必須對正，手心裡有蠕動感，覺得氣很厚就往上送。身子不要動，左手往上提，提到神庭穴，隨之就往下降（圖95），降到廉泉穴（即喉頭的上面，結喉上方舌骨上緣凹陷處）。這個姿勢治支氣管炎、咽炎、哮喘、舌炎、聲啞、流涎等。

點一點廉泉，自己感覺裡面的氣往下降。外面的手是形，裡面的是個影子，即形影不離，就是說，裡邊的氣走多快，外邊的手也要走多快，內外要相合，等於同步運動。落下到什麼度數，落下到左手心和右手心要相貼，似貼非貼，右手不讓它貼上，想右手的手背，右手就下降，左手

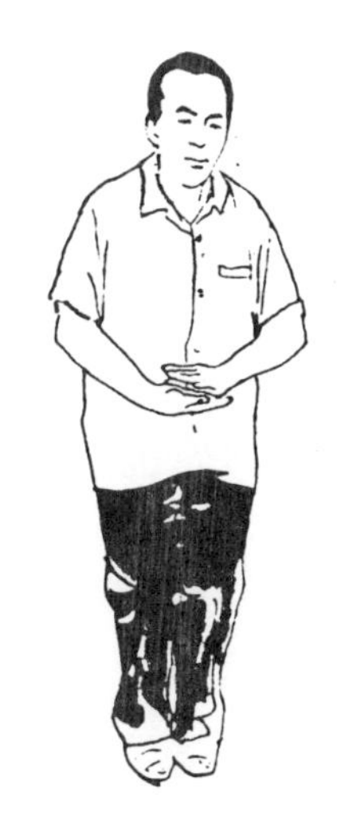

圖94

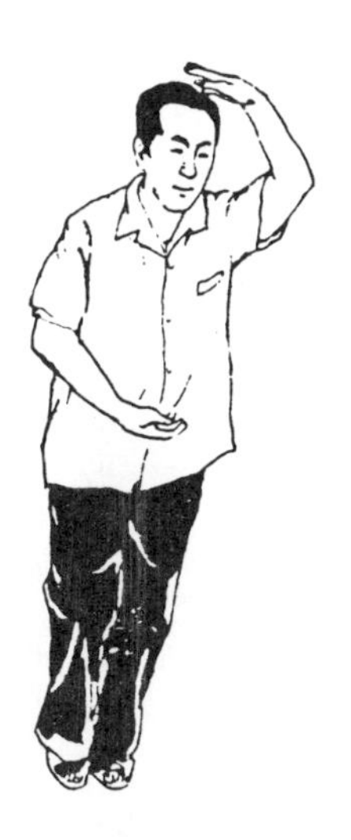

圖95

就撲空，兩手落在身體兩側，這就是收功。

●要領：

做每個動作時都是想穴道。

每天做一至兩次，天天堅持做，體質弱的很快就會有改變。

（二）大鵬展翅採氣功（養生）

所謂採氣，就是採天地陰陽之真氣，也等於資取天地陰陽之真氣。什麼時候採？在清氣與濁氣交接班時採。具體時間是丑後寅前，凌晨一點至三點叫丑時，三點到五點叫寅時，實際是三點剛剛開始就採，即從三點到三點半就要收功。

三點出門看天體，從東北角（叫戊土）到西南角（叫極土）是一八〇度，眼睛順這個方向看一遍，看到天上一塊彩雲很喜歡，就對著它採。採的動作叫大鵬展翅。

●動作如下：

兩臂展開，手心托天，腳前後站立，想者使腳掌著地，腳跟離地（圖96）。這時，你覺得手心發脹，一想手心托天，腳後跟離地，腳心就吸氣，這叫吸天體之氣，即天地陰陽之真氣。眼神斜坡向上，想手往上貼，就是展開；想前腳掌著地，腳後跟離地，手心有蠕動感，氣就吸進來了。吸進來後，再想想手心一貼天，又想想腳要落地又不要落地，即腳跟剛要著地又不著地，想手心托天，腳心就吸氣，這叫腫息法。從哪裡進氣？上氣從合谷穴進氣一直到全身（合谷穴在食指和大指骨節的根節處，見穴位圖10）。下邊是太衝穴吸地氣，（太衝穴在腳大指、二指的骨節中間，見穴位圖15）。吸一刻鐘，這一天都是舒服的，精神煥發。

●收功動作：

收功就是把氣都摟抱過來（圖97），奔向肚臍吸，氣貫脊背。完了以後，輕輕地往下划拉開，把壞的氣體划拉開，順腳心排出。

（三）採樹氣功（養生）

再介紹一個採氣法，是採樹木之氣。早晨樹木發出的是氧氣，吸收的是二氧化

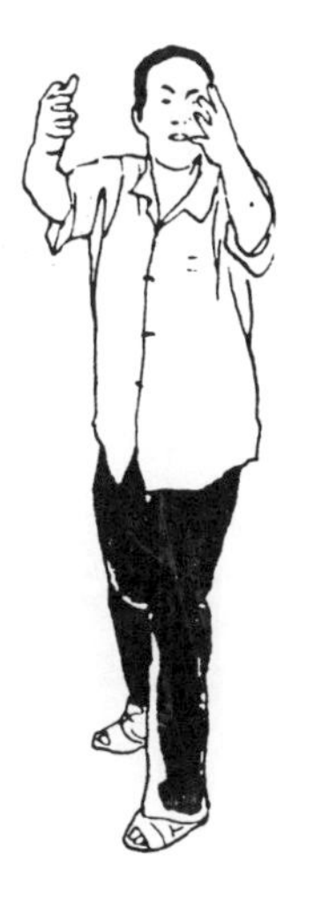

圖97

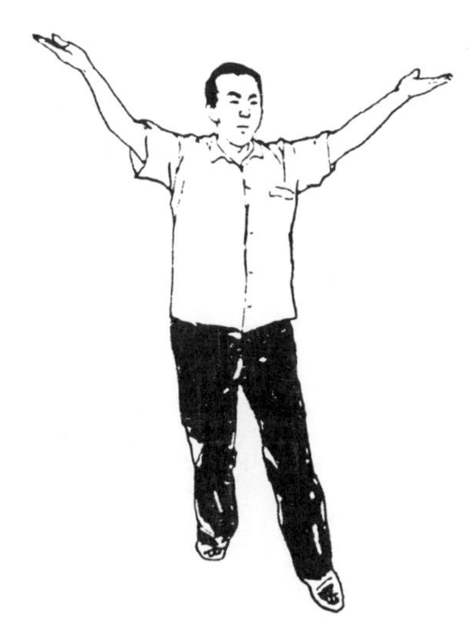

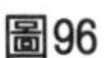

圖96

碳，人需要氧氣，呼出的二氧化碳，所以人採樹之氣有益於身體。

●動作如下：

左手心內勞宮扶住肚臍，眼睛向前邊一棵樹，開始練習時距離約一公尺遠，功法熟練了距離多遠都行。比如說要採樹尖，眼睛就看樹尖，眼睛一看樹尖時就想鼻子尖，樹尖就過來了，手心追眼神所看到的位置，這時黑眼珠（即瞳仁）往大眼角看（大眼角就是靠鼻子這邊的眼角），手心、腳心就往裡面進涼氣（圖98）。

這就是採進來的氣。採多少合適呢？如果覺得肚子周圍一脹，那就說明採進來的氣太多了，需往外放一放。原來捂著肚臍的手別再捂著肚臍了，捂肚臍是吸，這時把手放下來到身側，使手心朝後，把氣

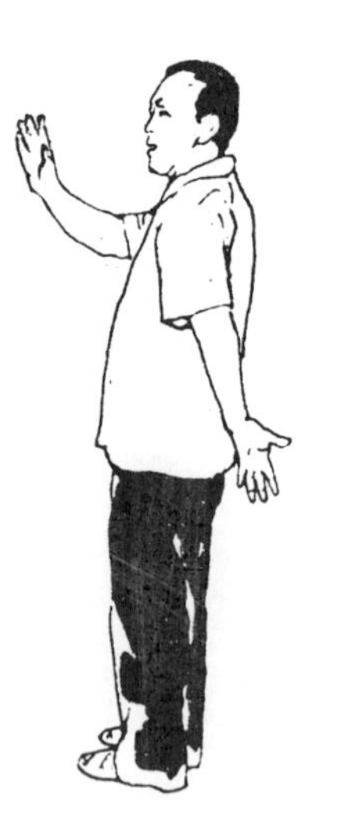

圖99

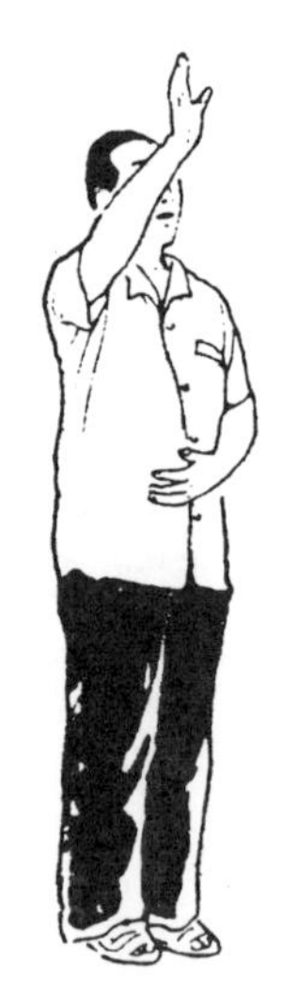

圖98

從後手心放出去。放的時候，黑眼珠看小眼角（小眼角是靠外面的眼角）（圖99），就是發氣。氣散出去後覺得身上舒服點，就收功。

●收功動作：

左手捂肚臍，右手心捂手背，手心追著肚臍，肚臍貼著手心，手心便很快熱了，熱了後還緊追，一會兒熱到命門，肚臍和兩手心的內勞宮、外勞宮都通了，這叫四點成一條直線（圖100），肚子也鼓了，然後想想手恢復正常就收功了。

●要注意兩點：

1.採哪種樹的氣？

枇杷樹、百果樹最好，它是柔和的。松樹的氣是涼的，柏樹的氣是暖的、熱的。如上火了，可採松樹的氣，感到身上常寒冷，採柏樹的氣為宜。最好是松柏樹循環著來採，不涼不熱，有益身體，一週一換或三天一換就可以，不能一天同時採兩種樹的氣。

2.採氣的要領是黑眼珠往大眼角看是

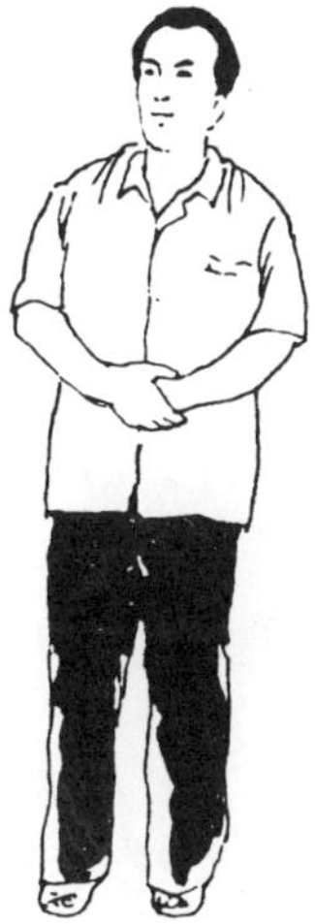

圖100

吸氣，往小眼角看是發氣。要領掌握後只能對樹採氣，不能對人採氣。

（四）蝸牛功（養生）

蝸牛功對老年人可以延年益壽，對青壯年可以永保青春。這個功法通過意念想著蝸牛爬牆的各種動作來調動全身的神經。每個人身上有四十三對神經（脊柱由尾骶骨到頸椎是三十一節，就是三十一對神經，加上頭部十二對，共四十三對）。這四十三對神經都能使其活躍起來，身體就會由弱變強，有病治病，無病強身。經常練習使人精神煥發。

●動作如下：

兩腳立正站好，靠攏，中間距離有一點空隙，不要太大，不要超過十公分，兩

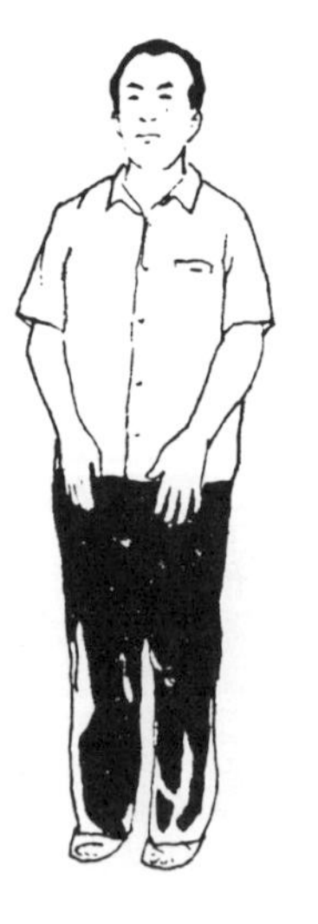

圖102

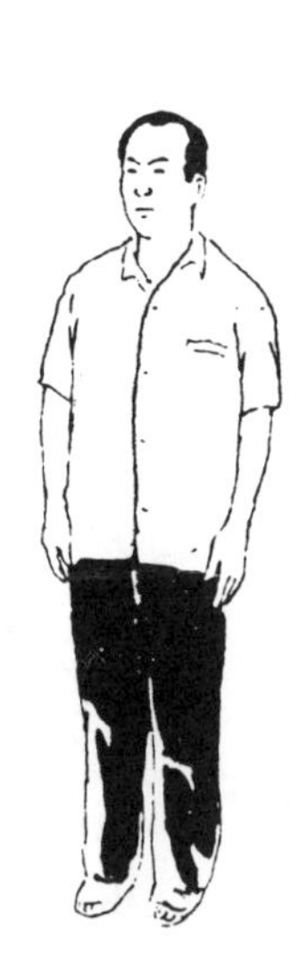

圖101

臂自然下垂（圖101）。

此時，意念想有個蝸牛爬牆，默想或自己發音都可以，連續喊：「蝸牛、蝸牛」、「蝸牛、蝸牛」，一會兒，下垂的兩手自動地由大腿兩側到大腿的正面（圖102）。意念想兩手心就是蝸牛，大腿是牆壁。

接著喊：「蝸牛，蝸牛，先出犄角後出頭」，一喊「先出犄角」，兩手慢慢往上摩擦，待喊到：「後出頭，後出頭」時，兩手隨大腿往下，兩膝也就慢慢往下蹲了。蹲到手指尖摸到膝尖為止（圖103）。然後接著又減：「先出犄角，先出犄角」兩手又慢慢往上摩擦，身體慢慢就立起來了，立到兩腳站直為度，像過去旗人請安的樣子，這個動作可治關節炎。這時，眼神仰視前上方，正上方，後上方。仰視後

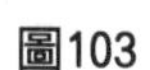
圖103

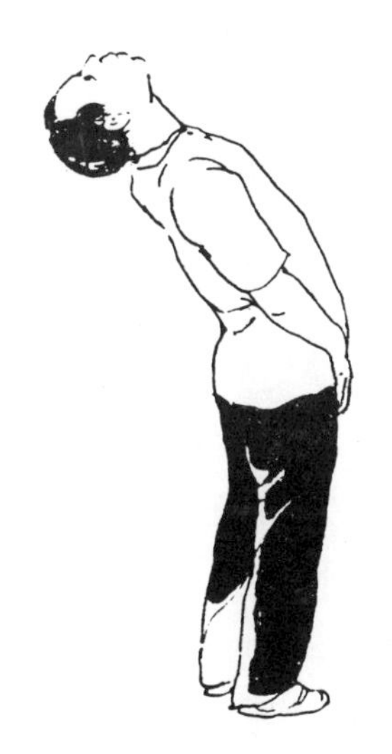
圖104

上方時，整個腰自然就彎了，彎到腳有離地感時，手始終不要離開大腿，就等於蝸牛不要離開牆壁一樣，然後還原，又正上方，前上方，平視前方（圖104）。這算一次，反覆做，次數不限，根據身體素質而定。

●收功動作：

慢慢將全身放鬆，彷彿蝸牛犄角上的那兩個黑眼珠沒有了，蝸牛的犄角縮回去了。兩手往外分開，彷彿蝸牛的頭也沒有了，全都消失了。收功後想想兩手、兩肘、兩肩、兩胯、兩膝、兩足就散步。

這個功法年歲大的人可以多練，練會以後，加個新的動作可鍛鍊腹肌，增強腿力。

●動作如下：

兩手分開，使手心的內勞宮穴托在兩個腰子上，亮出命門。命門是一個圈，兩手心是一個圈，這叫後三環套月。這時，意念總想著肚臍朝天，命門朝地。這樣做可鍛鍊腹肌，三環套月，托住平面，手心跟命門都托住，不要想彎腰，想彎腰就不穩了，只想肚臍朝天，命門朝地才站得穩。多練它，腿上有勁，是穩定重心的（圖105）。做蝸牛功時要記住兩點：

1.做每個動作時，要用意念想穴道，以意帶氣。

2.手必須貼緊大腿，即意念想著蝸牛不離開牆壁，總貼著它一樣。這樣，身體的脊柱才能彎曲，梁門穴（中脘穴旁開二寸，見穴位圖4）才能受益。梁門屬足陽明胃經，能治胃病，還可以防癌。

（五）十三字真言功（養氣調血、健身防病）

發音也能治病，有十三字真言功，可治好幾種病，更可調養全身氣血。

1.讀「獅、蛇、鵲、猿」，連續讀十四遍，主治胃寒。什麼道理呢？胃像個圓圈，眼好像看到獅子。

讀「獅」。獅字拉長聲，獅——，獅子的子字聲要出不出，心口窩就會發熱。

讀「蛇」。心口窩下去一點就熱。

讀「鵲」。要有歡喜之意，是喜鵲的鵲，不要去想痲雀。

讀「猿」。也是圍著心窩轉。

獅、蛇、鵲、猿四個字一塊念，連續念十四次，胃寒很快就好。

2.讀「科」，兩手十指交差往上提，手掌托天，眼神往遠看，這能治心火上攻眼睛赤紅，這種病叫火蒙眼。眼神往遠看，一會兒，眼睛就明亮了，心火就下去了。讀「科」，三十

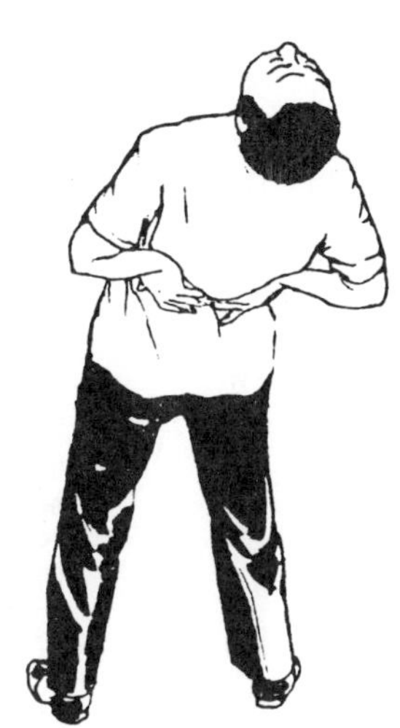

圖105

次為限。

3.讀「噓」，拉長聲，兩手盡量往前伸，眼神追那個「噓」音，音多遠眼神追多遠，讀三十聲，拉長聲。這是舒肝理氣的，肝經上火使得黑眼珠模糊，連續發音念「噓」，肝火就下去了。

4.讀「虎」，治胸悶，有心臟病的可經常拉長聲讀「虎——」，一收縮一舒張心臟就動，就是讓它收縮與舒張，不必做什麼動作，拉長聲念就行。

5.讀「鶴（發毫音）」。主治肺病、支氣管炎。可邊發音，邊兩手左右平舉與肩平。

6.讀「熊」，聲短促，用丹田之氣拉長聲念。肚子一鱉一鼓，像拉風箱一樣，主治兩脇與腹部脹滿不舒。

7.讀「蟾」（是劉海戲金蟾的蟾），朝天看，拉長聲。主治腰酸腿痛、固腎。

8.讀「龍」，拉長聲念「龍——」，主治乳腺病。

9.讀「風」，聲音短促，治後心後背不適。

10.讀「雞」，連續七聲，短促念，七聲算一次，連喊三次。肚子開始是鼓出來的，連喊七聲肚子就鱉，每天喊三次，可治腹脹，也可減肥、有健美的功效。

11.讀「貓」（發音時男讀貓，女讀繆。男為什麼讀貓呢？因盆骨小，一念貓，就把氣舒展開。女子臀部大，讀繆，臀部就收縮，也是可收到健美的功效。）

12.讀「馬」，濁氣從腳心排出，感到腳心是發涼的。

13.讀「吹」，拉長聲讀。讀時兩手要抱膝，鬆肩墜時，頭頂要平，眼神平視前方，主治脾臟的病，有胃火的病人可讀此音，連續念，不要超過三十次。

沒有什麼病時，將十三字連續念，每天讀一下，全身氣血得到調節，無病健身。有病的治病，根據病情選擇來讀，發音注意讀的時候都要拉長聲，認認真真地讀，行走坐臥都可以練。

第二節　健　美

（一）提托五臟功（減肥）

有些人太胖，喝白開水也會發胖，心臟負擔太重，走路直喘，很多人來問我，說怎麼才能減肥，我說做提托五臟這個功法，只要你堅持不斷，肯定能減肥。

●動作如下：

取站立式，開始時，想著把體內的五臟用手提出來，提到身體外側，是用五個手指把五臟勾出來，不是真捏，是用意念想，手提著五臟，感覺不是空的。右手提的時候，體重在右腿，左腳虛點地面，左手要用手心托著，左手內勞宮對正右手提著的五臟，這樣，一提一托，肛門的括約肌就在收縮，氣就提起來了，怎樣提呢？手往前半邊舉，要使臀部的一側同大腿外側拉緊為度（圖106），一鬆就不起作用了。左手提的時候，動作相同，方向相反，輪流做（圖107）。

所謂肥胖，從字面解釋，「肥」，是尾巴加個肉月，即臀部，胖不胖臀部最能表現出來，所以減肥的動作要把臀部的肌肉拉緊。「胖」是一半肉一半油，油就是脂肪，脂肪過多就胖，腹部脂肪最多，人一胖先胖肚子。意念想用手將五臟提出來，收腹，肚子一癟，體內是空的。練長了就能減去腹部的脂肪。

提五臟的動作，要真的提，真的托，

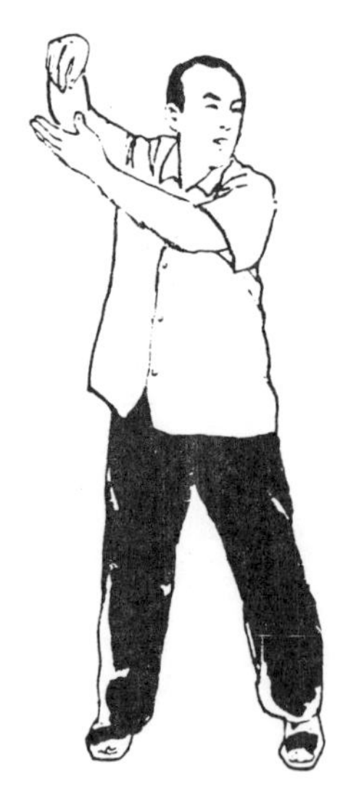

圖106

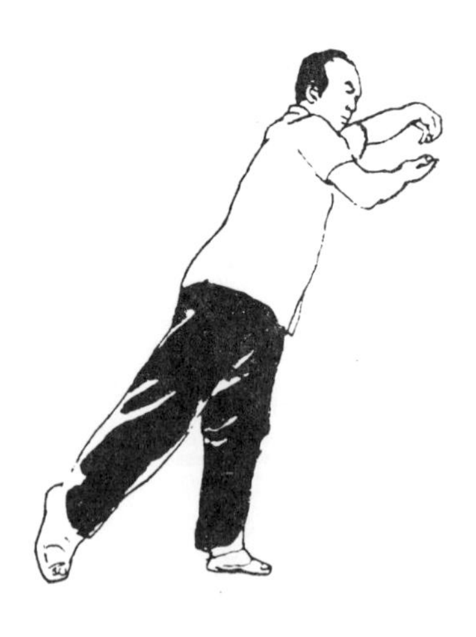

圖107

不要只用手去比畫。托，就要上托，眼睛看出自己的五臟六腑，怕它掉在地上，用手心托住它，其他什麼也不想，只想這點，一會兒，肚子發脹，難受，久了就變得舒服了。提出五臟來幹什麼。是要洗涮它，用大氣來洗，左手提著別鬆手，右手怕它掉下來趕緊托著，然後來回地涮幾下，這時感覺肚子是空的。待洗涮乾淨了，放鬆，五臟全不要了，交給大地，這時，兩手落下。

●收功動作：

想左腰撞右腰，右腰撞左腰。兩腰子自然地相撞，身體也自然地左右轉動，什麼時候撞到面向正南就自動停止。此時自覺非常舒服，一停就是收功了。

練習時不限次數，微微出汗為度。

（二）三拜九叩頭功（減肥）

減肥也可以做三拜九叩頭功，青少年需要減肥的也可以做這個功法，現在許多小學生男孩子太胖，聽說是父母給他們吃的補品太多，有的是含激素的，結果男孩子小不點兒兩個乳房很大，臀部也大，很難看。有的七、八歲的小孩子，胖的走路像個企鵝，慢慢騰騰的，走的稍快一點就喘，這種肥胖病影響孩子的正常發育，健康狀況不佳。許多家長來找我，說用減食的方法減肥，孩子臉黃黃的，當時有點效，過後一食多了又胖了。教他們做一些功法，他們又嫌動作複雜，不願做，問我怎麼辦？我告訴他們，天天叩頭，一個禮拜下來準能減肥。

過去為什麼叫「三拜九叩」呢？實際也是鍛鍊身心。叩，就是叩頭，怎麼叩頭？

●動作如下：

兩腳併攏，立正站好，兩手自然下垂，大陵穴貼於橫骨兩側（大腿根處），身體呈十五度鞠躬式。站好後全身有一種輕鬆感；然後兩手輕輕抬起，右手四指尖貼在左手心勞宮穴上，並輕輕向外滑移到左手第一指節橫紋處。此時兩手大拇指交叉：左手拇指在內，右手拇指在外，呈太極圖形；此時兩肘貼於肋下，雙手舉到神庭穴，同時伸左腿，向左前邁出一步，重心移至左腿。雙手再向下落至髕骨上方，左腿收回，雙腳併攏，雙手貼到恥骨上。

完成此動作為一拜，左、右各一次為兩拜，第三次向正前方上舉至神庭穴，腿呈麒麟步（兩腿重心三七開，七分重心在右腿，膝蓋與腳尖垂直，左膝與腳腕垂直）。雙手落於恥骨正前方，太極圓心向上，完成第三拜。

此連續動作稱為「夫子三拱手功」（即三拜功）。每完成一拜，隨即三叩首：後開步，左腿前，右腿後，右腿先跪下，收回左腿，雙膝跪在地上，撲伏在地，叩頭，收回叩三次，三叩之後身直立，兩手自然下垂，再拜、再叩第二次。反覆三次，即拜三次，為三拜。跪三回，起三回，每次三叩首，因此稱三拜九叩。每天做三遍，效果非常明顯。

・熱門新知・品冠編號 67

1.	圖解基因與 DNA		中原英臣主編	230 元
2.	圖解人體的神奇	（精）	米山公啟主編	230 元
3.	圖解腦與心的構造	（精）	永田和哉主編	230 元
4.	圖解科學的神奇	（精）	鳥海光弘主編	230 元
5.	圖解數學的神奇	（精）	柳 谷 晃著	250 元
6.	圖解基因操作	（精）	海老原充主編	230 元
7.	圖解後基因組	（精）	才園哲人著	230 元
8.	圖解再生醫療的構造與未來		才園哲人著	230 元
9.	圖解保護身體的免疫構造		才園哲人著	230 元
10.	90 分鐘了解尖端技術的結構		志村幸雄著	280 元
11.	人體解剖學歌訣		張元生主編	200 元
12.	醫院臨床中西用藥		杜光主編	550 元
13.	現代醫師實用手冊		周有利主編	400 元
14.	骨科手術進路歌訣		張元生主編	220 元

・智力運動・品冠編號 691

1.	怎樣下國際跳棋	楊永編著	220 元
2.	國際跳棋攻殺練習	楊永編著	250 元
3.	圍棋知識	程曉流編著	180 元

・圍棋輕鬆學・品冠編號 68

1.	圍棋六日通	李曉佳編著	160 元
3.	定石的運用	吳玉林等編著	280 元
4.	死活的要點	吳玉林等編著	250 元
5.	中盤的妙手	吳玉林等編著	300 元
6.	收官的技巧	吳玉林等編著	250 元
7.	中國名手名局賞析	沙舟編著	300 元
8.	日韓名手名局賞析	沙舟編著	330 元
9.	圍棋石室藏機	劉乾勝等著	250 元
10.	圍棋不傳之道	劉乾勝等著	250 元
11.	圍棋出藍秘譜	劉乾勝等著	250 元

12. 圍棋敲山震虎	劉乾勝等著	280 元
13. 圍棋送佛歸殿	劉乾勝等著	280 元
14. 無師自通學圍棋	劉駱生著	280 元
15. 圍棋手筋入門	馬自正編著	250 元

・象棋輕鬆學・品冠編號 69

1. 象棋開局精要	方長勤審校	280 元
2. 象棋中局薈萃	言穆江著	280 元
3. 象棋殘局精粹	黃大昌著	280 元
4. 象棋精巧短局	石鏞、石煉編著	280 元
5. 象棋基本殺法	朱寶位編著	230 元
6. 象棋實戰短局制勝殺勢	傅寶勝主編	450 元
7. 象棋實戰技法	傅寶勝編著	500 元

・鑑賞系列・品冠編號 70

1. 雅石鑑賞與收藏	沈泓著	680 元
2. 印石鑑賞與收藏	沈泓著	680 元
3. 玉石鑑賞與收藏	沈泓著	680 元
4. 瓷器鑑賞與收藏	沈泓著	800 元
5. 古典傢具鑑賞與收藏	沈泓著	680 元

・休閒生活・品冠編號 71

1. 家庭養蘭年年開	殷華林編著	300 元

・女醫師系列・品冠編號 62

1. 子宮內膜症	國府田清子著	200 元
2. 子宮肌瘤	黑島淳子著	200 元
3. 上班女性的壓力症候群	池下育子著	200 元
4. 漏尿、尿失禁	中田真木著	200 元
5. 高齡生產	大鷹美子著	200 元
6. 子宮癌	上坊敏子著	200 元
7. 避孕	早乙女智子著	200 元
8. 不孕症	中村春根著	200 元
9. 生理痛與生理不順	堀口雅子著	200 元
10. 更年期	野末悅子著	200 元

・傳統民俗療法・品冠編號 63

1. 神奇刀療法	潘文雄著	200 元
2. 神奇拍打療法	安在峰著	200 元

3. 神奇拔罐療法　安在峰著　200 元
4. 神奇艾灸療法　安在峰著　200 元
5. 神奇貼敷療法　安在峰著　200 元
6. 神奇薰洗療法　安在峰著　200 元
7. 神奇耳穴療法　安在峰著　200 元
8. 神奇指針療法　安在峰著　200 元
9. 神奇藥酒療法　安在峰著　200 元
10. 神奇藥茶療法　安在峰著　200 元
11. 神奇推拿療法　張貴荷著　200 元
12. 神奇止痛療法　漆 浩 著　200 元
13. 神奇天然藥食物療法　李琳編著　200 元
14. 神奇新穴療法　吳德華編著　200 元
15. 神奇小針刀療法　韋丹主編　200 元
16. 神奇刮痧療法　童佼寅主編　200 元
17. 神奇氣功療法　陳坤編著　200 元

・常見病藥膳調養叢書・品冠編號 631

1. 脂肪肝四季飲食　蕭守貴著　200 元
2. 高血壓四季飲食　秦玖剛著　200 元
3. 慢性腎炎四季飲食　魏從強著　200 元
4. 高脂血症四季飲食　薛輝著　200 元
5. 慢性胃炎四季飲食　馬秉祥著　200 元
6. 糖尿病四季飲食　王耀獻著　200 元
7. 癌症四季飲食　李忠著　200 元
8. 痛風四季飲食　魯焰主編　200 元
9. 肝炎四季飲食　王虹等著　200 元
10. 肥胖症四季飲食　李偉等著　200 元
11. 膽囊炎、膽石症四季飲食　謝春娥著　200 元

・彩色圖解保健・品冠編號 64

1. 瘦身　主婦之友社　300 元
2. 腰痛　主婦之友社　300 元
3. 肩膀痠痛　主婦之友社　300 元
4. 腰、膝、腳的疼痛　主婦之友社　300 元
5. 壓力、精神疲勞　主婦之友社　300 元
6. 眼睛疲勞、視力減退　主婦之友社　300 元

・壽世養生・品冠編號 640

1. 催眠與催眠療法　余萍客　350 元
2. 實驗長命法　胡嘉英等著　200 元

・休閒保健叢書・品冠編號 641

1. 瘦身保健按摩術　聞慶漢主編　200 元
2. 顏面美容保健按摩術　聞慶漢主編　200 元
3. 足部保健按摩術　聞慶漢主編　200 元
4. 養生保健按摩術　聞慶漢主編　280 元
5. 頭部穴道保健術　柯富陽主編　180 元
6. 健身醫療運動處方　鄭寶田主編　230 元
7. 實用美容美體點穴術＋VCD　李芬莉主編　350 元
8. 中外保健按摩技法全集＋VCD　任全主編　550 元
9. 中醫三補養生　劉健主編　300 元
10. 運動創傷康復診療　任玉衡主編　550 元
11. 養生抗衰老指南　馬永興主編　350 元
12. 創傷骨折救護與康復　鍾杏梅主編　220 元
13. 百病全息按摩療法＋VCD　王富春主編　500 元
14. 拔罐排毒一身輕＋VCD　許麗編著　330 元
15. 圖解針灸美容＋VCD　王富春主編　350 元
16. 圖解針灸減肥＋VCD　王富春主編　350 元
17. 圖解推拿防治百病(附 VCD)　呂明主編　350 元
18. 辨舌診病速成　周幸來主編　330 元
19. 望甲診病速成　周幸來主編　300 元
20. 現代女性養生　劉青主編　250 元

・名醫與您・品冠編號 650

1. 高血壓、高血脂　項志敏編著　220 元
2. 糖尿病　杭建梅　220 元
3. 心臟病　于全俊編著　220 元
4. 腎臟病　趙硯池編著　220 元
5. 肝病　金瑞編著　220 元

・健康新視野・品冠編號 651

1. 怎樣讓孩子遠離意外傷害　高溥超等主編　230 元
2. 使孩子聰明的鹼性食品　高溥超等主編　230 元
3. 食物中的降糖藥　高溥超等主編　230 元
4. 開車族健康要訣　高溥超等主編　230 元
5. 國外流行瘦身法　高溥超等主編　230 元

・生　活　廣　場・品冠編號 61

1. 366 天誕生星　李芳黛譯　280 元
2. 366 天誕生花與誕生石　李芳黛譯　280 元
3. 科學命相　淺野八郎著　220 元

4. 已知的他界科學　陳蒼杰譯　220 元
5. 開拓未來的他界科學　陳蒼杰譯　220 元
6. 世紀末變態心理犯罪檔案　沈永嘉譯　240 元
7. 366 天開運年鑑　林廷宇編著　230 元
8. 色彩學與你　野村順一著　230 元
9. 科學手相　淺野八郎著　230 元
10. 你也能成為戀愛高手　柯富陽編著　220 元
12. 動物測驗—人性現形　淺野八郎著　200 元
13. 愛情、幸福完全自測　淺野八郎著　200 元
14. 輕鬆攻佔女性　趙奕世編著　230 元
15. 解讀命運密碼　郭宗德著　200 元
16. 由客家了解亞洲　高木桂藏著　220 元
17. 從愛看人性　黃孚凱編著　220 元
18. 後宮生活秘辛　廖義森編著　230 元
19. 野史搜奇　廖義森編著　220 元
20. 聰明把妹高手　趙奕世編著　200 元
21. 性愛箴言 你的性觀念正確嗎？　趙奕世編著　230 元

・血型系列・品冠編號 611

1. A 血型與十二生肖　萬年青主編　180 元
2. B 血型與十二生肖　萬年青主編　180 元
3. O 血型與十二生肖　萬年青主編　180 元
4. AB 血型與十二生肖　萬年青主編　180 元
5. 血型與十二星座　許淑瑛編著　230 元
6. 血型與職業　萬年青主編　180 元

・少年偵探・品冠編號 66

1. 怪盜二十面相　（精）　江戶川亂步著　特價 189 元
2. 少年偵探團　（精）　江戶川亂步著　特價 189 元
3. 妖怪博士　（精）　江戶川亂步著　特價 189 元
4. 大金塊　（精）　江戶川亂步著　特價 230 元
5. 青銅魔人　（精）　江戶川亂步著　特價 230 元
6. 地底魔術王　（精）　江戶川亂步著　特價 230 元
7. 透明怪人　（精）　江戶川亂步著　特價 230 元
8. 怪人四十面相　（精）　江戶川亂步著　特價 230 元
9. 宇宙怪人　（精）　江戶川亂步著　特價 230 元
10. 恐怖的鐵塔王國　（精）　江戶川亂步著　特價 230 元
11. 灰色巨人　（精）　江戶川亂步著　特價 230 元
12. 海底魔術師　（精）　江戶川亂步著　特價 230 元
13. 黃金豹　（精）　江戶川亂步著　特價 230 元
14. 魔法博士　（精）　江戶川亂步著　特價 230 元
15. 馬戲怪人　（精）　江戶川亂步著　特價 230 元

16. 魔人銅鑼（精）江戶川亂步著 特價 230 元
17. 魔法人偶（精）江戶川亂步著 特價 230 元
18. 奇面城的秘密（精）江戶川亂步著 特價 230 元
19. 夜光人（精）江戶川亂步著 特價 230 元
20. 塔上的魔術師（精）江戶川亂步著 特價 230 元
21. 鐵人Q（精）江戶川亂步著 特價 230 元
22. 假面恐怖王（精）江戶川亂步著 特價 230 元
23. 電人M（精）江戶川亂步著 特價 230 元
24. 二十面相的詛咒（精）江戶川亂步著 特價 230 元
25. 飛天二十面相（精）江戶川亂步著 特價 230 元
26. 黃金怪獸（精）江戶川亂步著 特價 230 元

・名人選輯・品冠編號 671

1. 佛洛伊德 傅陽主編 200 元
2. 莎士比亞 傅陽主編 200 元
3. 蘇格拉底 傅陽主編 200 元
4. 盧梭 傅陽主編 200 元
5. 歌德 傅陽主編 200 元
6. 培根 傅陽主編 200 元
7. 但丁 傅陽主編 200 元
8. 西蒙波娃 傅陽主編 200 元

・武學釋典・大展編號 A1

1. 顧留馨太極拳研究 顧留馨著 380 元
2. 太極密碼 中國太極拳百題解 余功保著 200 元
3. 太極拳今論 薛蔚昌著 200 元
4. 意拳正軌 劉正編纂 330 元
5. 二十四式太極拳技擊含義闡釋 王鋒朝著 200 元
6. 汪永泉授楊式太極拳語錄及拳照 劉金印整理 200 元

・武術特輯・大展編號 10

1. 陳式太極拳入門 馮志強編著 180 元
2. 武式太極拳 郝少如編著 200 元
3. 中國跆拳道實戰 100 例 岳維傳著 220 元
4. 教門長拳 蕭京凌編著 150 元
5. 跆拳道 蕭京凌編譯 180 元
6. 正傳合氣道 程曉鈴譯 200 元
7. 實用雙節棍 吳志勇編著 200 元
8. 格鬥空手道 鄭旭旭編著 200 元
9. 實用跆拳道 陳國榮編著 200 元
10. 武術初學指南 李文英、解守德編著 250 元

11. 泰國拳　陳國榮著　180 元
12. 中國式摔跤　黃　斌編著　180 元
13. 太極劍入門　李德印編著　180 元
14. 太極拳運動　運動司編　250 元
15. 太極拳譜　清・王宗岳等著　280 元
16. 散手初學　冷　峰編著　200 元
17. 南拳　朱瑞琪編著　180 元
18. 吳式太極劍　王培生著　200 元
19. 太極拳健身與技擊　王培生著　250 元
20. 秘傳武當八卦掌　狄兆龍著　250 元
21. 太極拳論譚　沈　壽著　250 元
22. 陳式太極拳技擊法　馬　虹著　250 元
23. 二十四式/三十二式太極拳/劍　闞桂香著　180 元
24. 楊式秘傳 129 式太極長拳　張楚全著　280 元
25. 楊式太極拳架詳解　林炳堯著　280 元
26. 華佗五禽劍　劉時榮著　180 元
27. 太極拳基礎講座：基本功與簡化 24 式　李德印著　250 元
28. 武式太極拳精華　薛乃印著　200 元
29. 陳式太極拳拳理闡微　馬　虹著　350 元
30. 陳式太極拳體用全書　馬　虹著　400 元
31. 張三豐太極拳　陳占奎著　200 元
32. 中國太極推手　張　山主編　300 元
33. 48 式太極拳入門　門惠豐編著　220 元
34. 太極拳奇人奇功　嚴翰秀編著　250 元
35. 心意門秘籍　李新民編著　220 元
36. 三才門乾坤戊己功　王培生編著　220 元
37. 武式太極劍精華＋VCD　薛乃印編著　350 元
38. 楊式太極拳(85 式)　傅鐘文演述　200 元
39. 陳式太極拳、劍 36 式　闞桂香編著　250 元
40. 正宗武式太極拳　薛乃印著　220 元
41. 杜元化＜太極拳正宗＞考析　王海洲等著　300 元
42. ＜珍貴版＞陳式太極拳　沈家楨著　280 元
43. 24 式太極拳＋VCD　中國國家體育總局著　350 元
44. 太極推手絕技　安在峰編著　250 元
45. 孫祿堂武學錄　孫祿堂著　300 元
46. ＜珍貴本＞陳式太極拳精選　馮志強著　280 元
47. 武當趙堡太極拳小架　鄭悟清傳授　250 元
48. 太極拳習練知識問答　邱丕相主編　220 元
49. 八法拳 八法槍　武世俊著　220 元
50. 地趟拳＋VCD　張憲政著　350 元
51. 四十八式太極拳＋DVD　楊　靜演示　400 元
52. 三十二式太極劍＋VCD　楊　靜演示　300 元
53. 隨曲就伸 中國太極拳名家對話錄　余功保著　300 元
54. 陳式太極拳五功八法十三勢　闞桂香著　200 元

55. 六合螳螂拳	劉敬儒等著	280 元
56. 古本新探華佗五禽戲	劉時榮編著	180 元
57. 陳式太極拳養生功＋VCD	陳正雷著	350 元
58. 中國循經太極拳二十四式教程	李兆生著	300 元
59. ＜珍貴本＞太極拳研究	唐豪・顧留馨著	250 元
60. 武當三豐太極拳	劉嗣傳著	300 元
61. 楊式太極拳體用圖解（108 式）	崔仲三編著	400 元
62. 太極十三刀	張耀忠編著	230 元
63. 和式太極拳譜＋VCD	和有祿編著	450 元
64. 太極內功養生術	關永年著	300 元
65. 養生太極推手	黃康輝編著	280 元
66. 太極推手祕傳	安在峰編著	300 元
67. 楊少侯太極拳用架真詮	李璉編著	280 元
68. 細說陰陽相濟的太極拳	林冠澄著	350 元
69. 太極內功解祕	祝大彤編著	280 元
70. 簡易太極拳健身功	王建華著	180 元
71. 楊氏太極拳真傳	趙斌等著	380 元
72. 李子鳴傳梁式直趟八卦六十四散手掌	張全亮編著	200 元
73. 炮捶 陳式太極拳第二路	顧留馨著	330 元
74. 太極推手技擊傳真	王鳳鳴編著	300 元
75. 傳統五十八式太極劍	張楚全編著	200 元
76. 新編太極拳對練	曾乃梁編著	280 元
77. 意拳拳學	王薌齋創始	280 元
78. 心意拳練功竅要	馬琳璋著	300 元
79. 形意拳搏擊的理與法	買正虎編著	300 元
80. 拳道功法學	李玉柱編著	300 元
81. 精編陳式太極拳拳劍刀	武世俊編著	300 元
82. 現代散打	梁亞東編著	200 元
83. 形意拳械精解（上）	邸國勇編著	480 元
84. 形意拳械精解（下）	邸國勇編著	480 元
85. 楊式太極拳詮釋【理論篇】	王志遠編著	200 元
86. 楊式太極拳詮釋【練習篇】	王志遠編著	280 元
87. 中國當代太極拳精論集	余功保主編	500 元
88. 八極拳運動全書	安在峰編著	480 元
89. 陳氏太極長拳 108 式＋VCD	王振華著	350 元
90. 太極拳練架真詮	李璉著	280 元
91. 走進太極拳 太極拳初段位訓練與教學法	曾乃梁編著	300 元
92. 中國功夫操	莊昔聰編著	280 元
93. 太極心語	陳太平著	280 元
94. 楊式太極拳學練釋疑	奚桂忠著	250 元
95. 自然太極拳<81 式>	祝大彤編著	330 元
96. 陳式太極拳精義	張茂珍編著	380 元
97. 盈虛有象 中國太極拳名家對話錄	余功保編著	600 元
98. 心意太極拳	馬琳璋等著	220 元

99. 太極解秘十三篇	祝大彤著	300 元
100. 陳式太極拳勁道釋秘－拆拳講勁	馬虹著	330 元
101. 太極拳入門	編輯部編	280 元
102. 詳解陰陽相濟的太極勁法（附 DVD）	林冠澄著	450 元
103. 武術對練和對抗健身	王建華等著	220 元
104. 楊式太極拳闡秘	龐大明著	300 元
105. 太極推手真傳	李亭全著	220 元
106. 楊式太極劍槍	楊慎華著	220 元
107. 吳式太極拳 37 式 健身和技擊作用	趙琴著	220 元
108. 意拳功法	謝永廣編著	280 元
109. 意拳散手	謝永廣編著	300 元
110. 中國・陳家溝陳氏太極拳術	陳正雷著	600 元
111. 最新版楊式太極拳、劍、刀	楊振鐸著	500 元
112. 上善若水 中國太極拳名家對話錄	余功保編著	600 元
113. 蔣玉堃楊式太極拳述真 上卷	蔣玉堃著	500 元
114. 蔣玉堃楊式太極拳述真 下卷	蔣玉堃著	400 元
115. 混元太極炮捶 46 式	馮志強編著	280 元
116. 三十九式太極拳 勁意直指	張耀忠著	220 元
117. 太極拳能速成嗎	張武俊著	220 元
118. 太極纏絲功	王鳳鳴編著	220 元
119. 太極導氣鬆沉功（附 VCD）	王方莘著	300 元
120. 楊式太極三譜匯真	路迪民著	350 元
121. 〔趙堡太極〕秘傳兵器解讀	王海洲編著	220 元
122. 孫式太極拳四十九式（附 VCD）	孫庚辛編著	250 元
123. 武氏太極拳全書	姚繼祖著	300 元
124. 陳氏太極拳精選套路 48 式（附 VCD）	王振華編著	330 元
125. 岳家拳學（附 DVD）	王傑講授	450 元
126. 武醫心要（附 VCD）	郭揚著	400 元
127. 王培生內功心法太極拳（附 VCD）	張耀忠編著	330 元

・彩色圖解太極武術・大展編號 102

1. 太極功夫扇	李德印編著	220 元
2. 武當太極劍	李德印編著	220 元
3. 楊式太極劍	李德印編著	220 元
4. 楊式太極刀	王志遠著	220 元
5. 二十四式太極拳（楊式）＋VCD	李德印編著	350 元
6. 三十二式太極劍（楊式）＋VCD	李德印編著	350 元
7. 四十二式太極劍＋VCD	李德印編著	350 元
8. 四十二式太極拳＋VCD	李德印編著	350 元
9. 16 式太極拳 18 式太極劍＋VCD	崔仲三著	350 元
10. 楊氏 28 式太極拳＋VCD	趙幼斌著	350 元
11. 楊式太極拳 40 式＋VCD	宗維潔編著	350 元
12. 陳式太極拳 56 式＋VCD	黃康輝等著	350 元

13. 吳式太極拳 45 式＋VCD	宗維潔編著	350 元
14. 精簡陳式太極拳 8 式、16 式	黃康輝編著	220 元
15. 精簡吳式太極拳<36 式拳架・推手>	柳恩久主編	220 元
16. 夕陽美功夫扇	李德印著	220 元
17. 綜合 48 式太極拳＋VCD	竺玉明編著	350 元
18. 32 式太極拳（四段）	宗維潔演示	220 元
19. 楊氏 37 式太極拳＋VCD	趙幼斌著	350 元
20. 楊氏 51 式太極劍＋VCD	趙幼斌著	350 元
21. 嫡傳楊家太極拳精練 28 式	傅聲遠著	220 元
22. 嫡傳楊家太極劍 51 式	傅聲遠著	220 元
23. 嫡傳楊家太極刀 13 式	傅聲遠著	220 元

・國際武術競賽套路・大展編號 103

1. 長拳	李巧玲執筆	220 元
2. 劍術	程慧琨執筆	220 元
3. 刀術	劉同為執筆	220 元
4. 槍術	張躍寧執筆	220 元
5. 棍術	殷玉柱執筆	220 元

・簡化太極拳・大展編號 104

1. 陳式太極拳十三式	陳正雷編著	200 元
2. 楊式太極拳十三式	楊振鐸編著	200 元
3. 吳式太極拳十三式	李秉慈編著	200 元
4. 武式太極拳十三式	喬松茂編著	200 元
5. 孫式太極拳十三式	孫劍雲編著	200 元
6. 趙堡太極拳十三式	王海洲編著	200 元

・導引養生功・大展編號 105

1. 疏筋壯骨功＋VCD	張廣德著	350 元
2. 導引保建功＋VCD	張廣德著	350 元
3. 頤身九段錦＋VCD	張廣德著	350 元
4. 九九還童功＋VCD	張廣德著	350 元
5. 舒心平血功＋VCD	張廣德著	350 元
6. 益氣養肺功＋VCD	張廣德著	350 元
7. 養生太極扇＋VCD	張廣德著	350 元
8. 養生太極棒＋VCD	張廣德著	350 元
9. 導引養生形體詩韻＋VCD	張廣德著	350 元
10. 四十九式經絡動功＋VCD	張廣德著	350 元

・武術健身叢書・大展編號 1052

1. 太極柔力球(附 VCD)　白榕著　250 元
2. 雙人太極球　于海創編　200 元

・中國當代太極拳名家名著・大展編號 106

1. 李德印太極拳規範教程　李德印著　550 元
2. 王培生吳式太極拳詮真　王培生著　500 元
3. 喬松茂武式太極拳詮真　喬松茂著　450 元
4. 孫劍雲孫式太極拳詮真　孫劍雲著　350 元
5. 王海洲趙堡太極拳詮真　王海洲著　500 元
6. 鄭琛太極拳道詮真　鄭琛著　450 元
7. 沈壽太極拳文集　沈壽著　630 元

・古代健身功法・大展編號 107

1. 練功十八法　蕭凌編著　200 元
2. 十段錦運動　劉時榮編著　180 元
3. 二十八式長壽健身操　劉時榮著　180 元
4. 三十二式太極雙扇　劉時榮著　160 元
5. 龍形九勢健身法　武世俊著　180 元
6. 傳統養生功法精選＋VCD　邱丕相主編　480 元

・太極跤/格鬥八極系列・大展編號 108

1. 太極防身術　郭慎著　300 元
2. 擒拿術　郭慎著　280 元
3. 中國式摔角　郭慎著　350 元
11. 格鬥八極拳之小八極<全組手篇>　鄭朝烜著　250 元

・輕鬆學武術・大展編號 109

1. 二十四式太極拳(附 VCD)　王飛編著　250 元
2. 四十二式太極拳(附 VCD)　王飛編著　250 元
3. 八式十六式太極拳(附 VCD)　曾天雪編著　250 元
4. 三十二式太極劍(附 VCD)　秦子來編著　250 元
5. 四十二式太極劍(附 VCD)　王飛編著　250 元
6. 二十八式木蘭拳(附 VCD)　秦子來編著　250 元
7. 三十八式木蘭扇(附 VCD)　秦子來編著　250 元
8. 四十八式木蘭劍(附 VCD)　秦子來編著　250 元

・原地太極拳系列・大展編號 11

1.	原地綜合太極拳 24 式	胡啟賢創編	220 元
2.	原地活步太極拳 42 式	胡啟賢創編	200 元
3.	原地簡化太極拳 24 式	胡啟賢創編	200 元
4.	原地太極拳 12 式	胡啟賢創編	200 元
5.	原地青少年太極拳 22 式	胡啟賢創編	220 元
6.	原地兒童太極拳 10 捶 16 式	胡啟賢創編	180 元

・名師出高徒・大展編號 111

1.	武術基本功與基本動作	劉玉萍編著	200 元
2.	長拳入門與精進	吳彬等著	220 元
3.	劍術刀術入門與精進	楊柏龍等著	220 元
4.	棍術、槍術入門與精進	邱丕相編著	220 元
5.	南拳入門與精進	朱瑞琪編著	220 元
6.	散手入門與精進	張山等著	220 元
7.	太極拳入門與精進	李德印編著	280 元
8.	太極推手入門與精進	田金龍編著	220 元

・老拳譜新編・大展編號 1111

1.	吳鑒泉氏的太極拳	陳振民著	180 元
2.	太極拳全書	于化行著	280 元
3.	拳經	大聲圖書局纂輯	200 元
4.	新太極拳書	馬永勝著	180 元
5.	新太極劍書	馬永勝著	180 元
6.	太極拳太極劍圖說	金鐵盦著	200 元

・實用武術技擊・大展編號 112

1.	實用自衛拳法	溫佐惠著	250 元
2.	搏擊術精選	陳清山等著	220 元
3.	秘傳防身絕技	程崑彬著	230 元
4.	振藩截拳道入門	陳琦平著	220 元
5.	實用擒拿法	韓建中著	220 元
6.	擒拿反擒拿 88 法	韓建中著	250 元
7.	武當秘門技擊術入門篇	高翔著	250 元
8.	武當秘門技擊術絕技篇	高翔著	250 元
9.	太極拳實用技擊法	武世俊著	220 元
10.	奪凶器基本技法	韓建中著	220 元
11.	峨眉拳實用技擊法	吳信良著	300 元
12.	武當拳法實用制敵術	賀春林主編	300 元
13.	詠春拳速成搏擊術訓練	魏峰編著	280 元

14. 詠春拳高級格鬥訓練	魏峰編著	280 元
15. 心意六合拳發力與技擊	王安寶編著	220 元
16. 武林點穴搏擊秘技	安在峰編著	250 元
17. 鷹爪門擒拿術	張星一著	300 元
18. 武術實用技法精粹	武兵等著	380 元
19. 女子防身術	宋勤編著	230 元
20. 詠春拳頂尖高手必修	魏峰編著	350 元
21. 詠春拳秘傳狠招集粹	魏峰編著	350 元
22. 詠春拳入門必讀(附 VCD)	韓廣玖著	330 元
23. 詠春拳小念頭(附 VCD)	韓廣玖著	250 元
24. 詠春拳尋橋標指(附 VCD)	韓廣玖著	280 元
25. 詠春拳黏手與散打(附 VCD)	韓廣玖著	330 元
26. 詠春拳木人樁(附 VCD)	韓廣玖著	280 元
27. 詠春拳木人樁應用法(附 VCD)	韓廣玖著	300 元
28. 詠春拳高級功力訓練	魏峰編著	300 元

・中國武術規定套路・大展編號 113

1. 螳螂拳	中國武術系列	300 元
2. 劈掛拳	規定套路編寫組	300 元
3. 八極拳	國家體育總局	250 元
4. 木蘭拳	國家體育總局	230 元

・中華傳統武術・大展編號 114

1. 中華古今兵械圖考	裴錫榮主編	280 元
2. 武當劍	陳湘陵編著	200 元
3. 梁派八卦掌（老八掌）	李子鳴遺著	220 元
4. 少林 72 藝與武當 36 功	裴錫榮主編	230 元
5. 三十六把擒拿	佐藤金兵衛主編	200 元
6. 武當太極拳與盤手 20 法	裴錫榮主編	220 元
7. 錦八手拳學	楊永著	280 元
8. 自然門功夫精義	陳懷信編著	500 元
9. 八極拳珍傳	王世泉著	330 元
10. 通臂二十四勢	郭瑞祥主編	280 元
11. 六路真跡武當劍藝	王恩盛著	230 元
12. 祁家通背拳	單長文編著	550 元
13. 尚派形意拳械抉微 第一輯	李文彬等著	280 元
14. 尚派形意拳械抉微 第二輯	李文彬等著	280 元
15. 尚派形意拳械抉微 第三輯	李文彬等著	330 元
16. 中國查拳實用拳法	丁明業主編	220 元
17. 實戰八卦 64 散手掌	王培生著	230 元
18. 金警鐘 硬氣功闡秘	蔡建、高翔主編	220 元

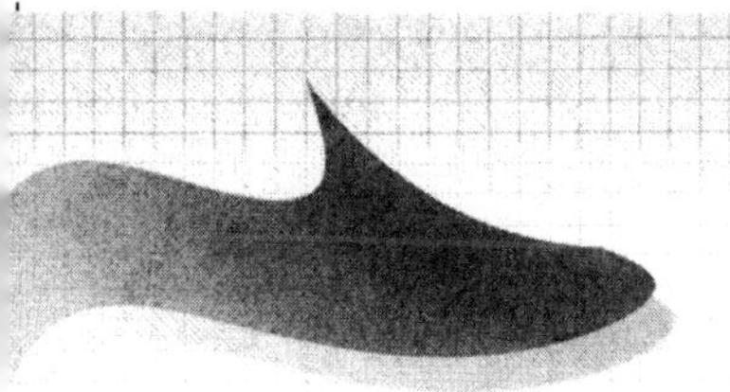

歡迎至本公司購買書籍

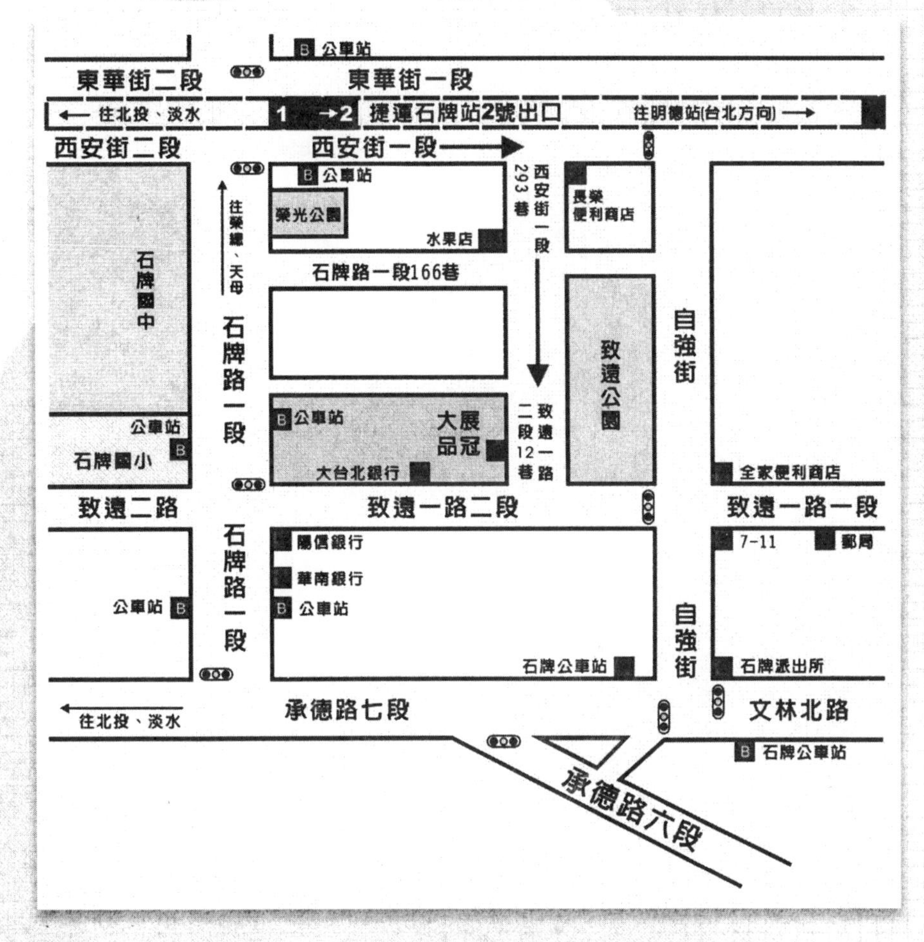

建議路線

1.搭乘捷運・公車

淡水線石牌站下車，由石牌捷運站２號出口出站(出站後靠右邊)，沿著捷運高架往台北方向走(往明德站方向)，其街名為西安街，約走100公尺(勿超過紅綠燈)，由西安街一段293巷進來(巷口有一公車站牌，站名為自強街口)，本公司位於致遠公園對面。搭公車者請於石牌站(石牌派出所)下車，走進自強街，遇致遠路口左轉，右手邊第一條巷子即為本社位置。

2.自行開車或騎車

由承德路接石牌路，看到陽信銀行右轉，此條即為致遠一路二段，在遇到自強街(紅綠燈)前的巷子(致遠公園)左轉，即可看到本公司招牌。

國家圖書館出版品預行編目資料

健身袪病小功法／王培生 著
－初版－臺北市，大展，民 87
面；21 公分－（養生保健；27）
ISBN 978-957-557-890-9 （平裝）
1. 氣功
411.12 87015265

行政院新聞局局臺陸字第 100951 號核准

健身袪病小功法

編 著 者／王 培 生
發 行 人／蔡 森 明
出 版 者／大展出版社有限公司
社 址／台北市北投區（石牌）致遠一路 2 段 12 巷 1 號
電 話／(02) 28236031・28236033・28233123
傳 真／(02) 28272069
郵政劃撥／01669551
網 址／www.dah-jaan.com.tw
E-mail／service@dah-jaan.com.tw
登 記 證／局版臺業字第 2171 號
承 印 者／傳興印刷有限公司
裝 訂／建鑫裝訂有限公司
排 版 者／千兵企業有限公司
授 權 者／王 培 生
初版 1 刷／1999 年（民 88 年） 2 月
初版 2 刷／2004 年（民 93 年） 5 月
定價／200 元

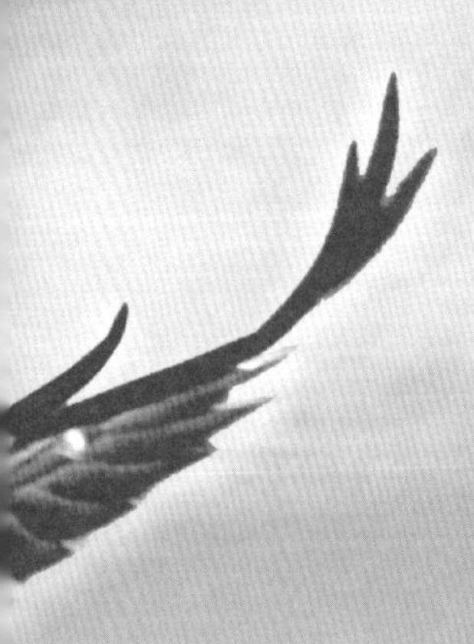

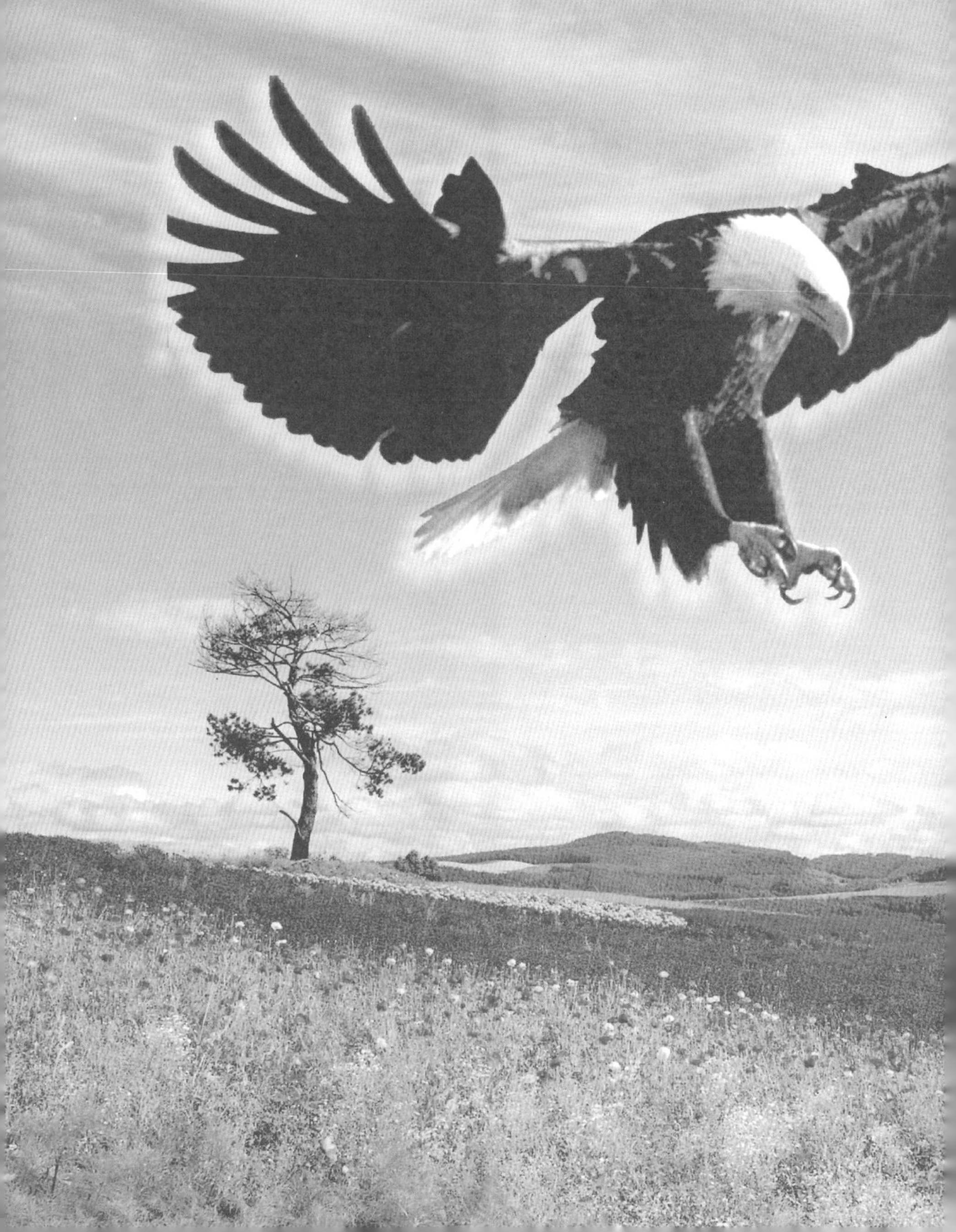